Peter Kreuzer

Eplerenon bei experimenteller diabetischer Nephropathie

Peter Kreuzer

Eplerenon bei experimenteller diabetischer Nephropathie

Die Rolle der Aldosteronrezeptor-Blockade an salzbelasteten, Typ-II-diabetischen fa/fa-Ratten

Südwestdeutscher Verlag für Hochschulschriften

Impressum/Imprint (nur für Deutschland/ only for Germany)
Bibliografische Information der Deutschen Nationalbibliothek: Die Deutsche Nationalbibliothek verzeichnet diese Publikation in der Deutschen Nationalbibliografie; detaillierte bibliografische Daten sind im Internet über http://dnb.d-nb.de abrufbar.

Alle in diesem Buch genannten Marken und Produktnamen unterliegen warenzeichen-, marken- oder patentrechtlichem Schutz bzw. sind Warenzeichen oder eingetragene Warenzeichen der jeweiligen Inhaber. Die Wiedergabe von Marken, Produktnamen, Gebrauchsnamen, Handelsnamen, Warenbezeichnungen u.s.w. in diesem Werk berechtigt auch ohne besondere Kennzeichnung nicht zu der Annahme, dass solche Namen im Sinne der Warenzeichen- und Markenschutzgesetzgebung als frei zu betrachten wären und daher von jedermann benutzt werden dürften.

Verlag: Südwestdeutscher Verlag für Hochschulschriften GmbH & Co. KG
Dudweiler Landstr. 99, 66123 Saarbrücken, Deutschland
Telefon +49 681 37 20 271-1, Telefax +49 681 37 20 271-0
Email: info@svh-verlag.de
Zugl.: Regensburg, Universität Regensburg, Dissertation, 2011

Herstellung in Deutschland:
Schaltungsdienst Lange o.H.G., Berlin
Books on Demand GmbH, Norderstedt
Reha GmbH, Saarbrücken
Amazon Distribution GmbH, Leipzig
ISBN: 978-3-8381-2577-0

Imprint (only for USA, GB)
Bibliographic information published by the Deutsche Nationalbibliothek: The Deutsche Nationalbibliothek lists this publication in the Deutsche Nationalbibliografie; detailed bibliographic data are available in the Internet at http://dnb.d-nb.de.

Any brand names and product names mentioned in this book are subject to trademark, brand or patent protection and are trademarks or registered trademarks of their respective holders. The use of brand names, product names, common names, trade names, product descriptions etc. even without a particular marking in this works is in no way to be construed to mean that such names may be regarded as unrestricted in respect of trademark and brand protection legislation and could thus be used by anyone.

Publisher: Südwestdeutscher Verlag für Hochschulschriften GmbH & Co. KG
Dudweiler Landstr. 99, 66123 Saarbrücken, Germany
Phone +49 681 37 20 271-1, Fax +49 681 37 20 271-0
Email: info@svh-verlag.de

Printed in the U.S.A.
Printed in the U.K. by (see last page)
ISBN: 978-3-8381-2577-0

Copyright © 2011 by the author and Südwestdeutscher Verlag für Hochschulschriften GmbH & Co. KG and licensors
All rights reserved. Saarbrücken 2011

Für meine Eltern und Großeltern.

Inhalt

1 Einleitung 9

1.1 Das Metabolische Syndrom 9

1.2 Diabetes mellitus 9

1.2.1 Epidemiologie des Diabetes mellitus 9

1.2.2 Klassifikation des Diabetes mellitus 10

1.2.3 Komplikationen und Spätfolgen des Diabetes mellitus 10

1.3 Die diabetische Nephropathie 11

1.3.1 Histomorphologische Umbauprozesse 12

1.3.2 Mikroalbuminurie als Frühsymptom 12

1.3.3 Die Rolle der Blutdruckkontrolle bei diabetischer Nephropathie 13

1.3.4 RAAS und die diabetische Nephropathie 14

1.4 Experimenteller Diabetes mellitus Typ 2 18

1.5 Zielsetzung der vorliegenden Arbeit 20

2 Material und Methoden 23

2.1 Lieferung, Haltung, Fütterung 23

2.2 Gruppeneinteilung und Versuchsplanung 24

2.3 Physiologische Messungen während des Versuchs 25

2.3.1 Blutdruck und Herzfrequenz 26

2.3.2 Blutzuckermessung 26

2.3.3 Körpergewicht ... 27

2.3.4 Messung der Tibia-Länge ... 27

2.3.5 Metabolische Daten ... 27

2.3.6 Ergometrische Belastungstestung ... 28

2.3.7 Versuchsende ... 29

2.4 Histologie ... 30

2.4.1 Übersichtsfärbung mit Hämalaun-Eosin ... 30

2.4.2 Glomerulosklerose-Färbung mit PAS nach Hotchkiss und McManus ... 32

2.4.3 Immunhistochemie ... 33

2.5 Radioaktive Immunoassays (RIA) ... 36

2.5.1 Plasma-Renin-Aktivität mittels RIA ... 36

2.5.2 Aldosteronbestimmung mittels RIA ... 38

2.6 Proteinurie-Nachweis mittels ELISA ... 39

2.7 Elektrolyte, Lipidprofil und Kreatinin ... 40

2.8 Polymerase-Ketten-Reaktion ... 41

2.8.1 RNA-Extraktion ... 41

2.8.2 Photometrische Konzentrationsbestimmung ... 42

2.8.3 Reverse Transkription der RNA in komplementäre DNA (cDNA) ... 43

2.8.4 Primer Etablierung mit konventioneller PCR, Gradienten-PCR und Agarose-Gelen ... 45

2.8.5 Real-time-Detection-PCR 51

2.9 Kraniales MRT 54

2.10 Statistische Auswertung 54

3 Ergebnisse 55

3.1 Biometrische Daten 55

3.1.1 Körpergewicht 55

3.1.2 Tibia-Länge 58

3.1.3 Glukose-Konzentration 59

3.1.4 Blutdruck 61

3.1.5 Organgewichte 62

3.1.6 Masse der Nebennieren 63

3.1.7 Hämatokrit 64

3.2 Futtermenge 64

3.3 Wasserverbrauch 66

3.4 Urinausscheidung 68

3.5 Laufband-Konditionstestung 71

3.6 Plasma-Renin-Aktivität (PRA) 72

3.7 Aldosteron: Plasmakonzentration, mRNA-Expression und renale Ausscheidung 73

3.8 Einschub: Renin-mRNA-Expression in der Nebenniere 78

3.9	Natrium	80
	3.9.1 Natriumkonzentration im Serum	80
	3.9.2 Renale Natrium-Ausscheidung	81
3.10	Kalium	83
	3.10.1 Kalium-Konzentration im Serum	83
	3.10.2 Renale Kalium-Ausscheidung	84
3.11	Calcium-Konzentration im Serum	85
3.12	Lipidprofil	86
	3.12.1 Cholesterin im Serum	86
	3.12.2 LDL-Konzentration im Serum	87
	3.12.3 HDL-Konzentration im Serum	88
	3.12.4 VLDL-Konzentration im Serum	89
	3.12.5 Triglyzeride im Serum	90
3.13	Parameter der Nierenfunktion	92
	3.13.1 Kreatinin im Serum	92
	3.13.2 Kreatinin Ausscheidung AUC im Urin	93
	3.13.3 Kreatinin-Clearance in der 24./25.Lebenswoche	96
	3.13.4 Proteinurie: Albuminausscheidung im Urin 15.-24.Lebenswoche	98
3.14	α-smooth-muscle-Aktin	102
3.15	Nephrin	105

3.16   Uro-Stix Daten 107

3.17   Histologie 113

3.17.1   Hämalaun-Eosin Färbung 113

3.17.2   Proliferating Cell Nuclear Antigen (PCNA) Immunhistologie 118

3.17.3   Desmin Immunhistologie 121

3.17.4   PAS Färbung: Periodic Acid Schiff Staining 125

4   Diskussion 129

4.1   Entwicklungsschritte der diabetischen Nephropathie 130

4.2   Ergänzung: Hyporeninämischer Hyperaldosteronismus bei der ZDF-Ratte 140

4.3   Zusammenfassung 141

4.4   Ausblick 142

5   Anhang 145

5.1   Geräte, Hilfsmittel und Verbrauchsmaterial 145

5.2   Abkürzungen 146

5.3   Literaturverzeichnis 147

1 Einleitung

1.1 Das Metabolische Syndrom

Der Lebensstil in den westlichen Industrienationen zeichnet sich durch die Kombination physischer Inaktivität mit hyperkalorischer Ernährung aus. Die Folgen für den Einzelnen wie für die Gesellschaft bestehen in einer zunehmenden Prävalenz multipler Stoffwechselstörungen im Rahmen des sogenannten Metabolischen Syndroms [1]. Dieses besteht nach WHO-Kriterien hauptsächlich aus den Einzelkomponenten einer diabetischen Stoffwechsellage bzw. Insulinresistenz, arterieller Hypertonie, Hyperlipidämie und abdomineller Adipositas [2]. Die genannte hyperkalorische Ernährung findet sich oftmals vergesellschaftet mit hoher diätetischer Salzbelastung.

1.2 Diabetes mellitus

Definition: Der Begriff Diabetes mellitus bzw. Zuckerkrankheit bezeichnet die häufigste endokrine Störung des Menschen und stellt eines der zentralen Merkmale des Metabolischen Syndroms dar. Der Krankheitsbegriff wird für verschiedene Formen der Glukosestoffwechselstörung unterschiedlicher Ätiologie und Symptomatik verwendet, als deren gemeinsames Kennzeichen ein absoluter oder relativer Mangel an Insulin gilt.

1.2.1 Epidemiologie des Diabetes mellitus

Bei mindestens 171 Millionen Menschen weltweit liegt ein Diabetes mellitus vor, was etwa 5% der adulten Bevölkerung der Erde entspricht [3]. Diese Anzahl wird sich nach Hochrechnungen der WHO bis ins Jahr 2030 auf etwa 366 Millionen mindestens verdoppeln [4]. Weltweit sind über 3,2 Millionen Todesfälle pro Jahr kausal mit der Diagnose Diabetes mellitus verknüpft, was bedeutet, dass einer von 20 Todesfällen auf das Vorliegen eines Diabetes mellitus zurückzuführen ist [5]. Das Risiko eines im Jahr 2000 in den USA geborenen Individuums, im Laufe seines Lebens an Diabetes mellitus zu erkranken, wurde mit 32,8% für das männliche und 38,5% für das weibliche Geschlecht errechnet [6]. Der durchschnittliche Verlust an Lebensjahren wird von Narayan *et al.* für

Einleitung

einen zum Zeitpunkt der Diagnosestellung 40jährigen Patienten mit 11,6 bzw. 14,3 Jahren (Männer/Frauen) angegeben [6].

1.2.2 Klassifikation des Diabetes mellitus

Der Diabetes mellitus wird unterteilt in Typ 1 und Typ 2. Bei ersterem ist der (absolute) Mangel an Insulin zurückzuführen auf eine meist autoimmun bedingte Zerstörung der pankreatischen β-Zellen [7]. Häufig betroffen sind junge Menschen, die Assoziation mit anderen Autoimmunerkrankungen ist möglich [8].

Beim Diabetes mellitus Typ 2 dagegen kommt es (meist infolge einer Adipositas) zu einem (relativen) Insulinmangel. Glukose kann somit nicht in ausreichendem Maße intrazellulär aufgenommen werden und verbleibt in der Zirkulation, was die Ausschüttung von immer höheren Insulinspiegeln triggert. Diese Hyperinsulinämie erhöht das Hungergefühl weiter und bedingt so eine gesteigerte Nahrungsaufnahme und weitere adipöse Entwicklung [3]. Hohe Insulinspiegel vermindern dabei die Sensibilität und Dichte der Insulinrezeptoren (Down-Regulation), was zu einer verminderten physiologischen Wirksamkeit von Insulin am Rezeptor führt [9]. Diese sog. Insulinresistenz der Zielorgane führt reflektorisch zu einer weiteren Erhöhung der Insulinkonzentrationen (Circulus vitiosus). Im weiteren Verlauf kommt es (im Sinne einer Erschöpfungssymptomatik der pankreatischen β-Zellen) zum endokrinen Sekundärversagen, dem Einbruch der Insulinsekretion.

1.2.3 Komplikationen und Spätfolgen des Diabetes mellitus

Mehrere prospektive Studien untersuchten die Auswirkungen des Metabolischen Syndroms auf Morbidität und Mortalität im Hinblick auf die Entwicklung einer KHK (2fach-erhöhtes Risiko für kardiovaskuläre Erkrankungen) oder eines manifesten Diabetes mellitus Typ 2 (5fach-erhöhtes Risiko bei Vorliegen eines Metabolischen Syndroms) [10-12].

Die diabetischen Spätfolgen und Komplikationen sind zu einem großen Teil ursächlich begründet in der unspezifischen Makroangiopathie und der spezifischen diabetischen Mikroangiopathie. Aus dem makroangiopathischen Spektrum sind vor allem die Koronare Herzerkrankung mit nachfolgenden Herzinfarkten, die arterielle Verschlusskrankheit der

Einleitung

Zerebralarterien mit ischämischen Hirninfarkten sowie die periphere arterielle Verschlusskrankheit (PAVK) mit eventuell resultierendem diabetischen Ulkus bis hin zur Gangrän zu nennen [9]. Das Herzinfarkt-Risiko eines Patienten mit Diabetes mellitus ohne vorangegangenes kardiovaskuläres Ereignis bewegt sich in einem vergleichbaren Bereich wie für einen nicht-diabetischen Patienten nach stattgefundener myokardialer Ischämie [13]. Mikroangiopathisch bedingte diabetische Endorganschäden manifestieren sich vorwiegend an der Niere als diabetische Glomerulopathie, am Herzen als Mikroangiopathie der intramuralen kleinen Koronararterien (*small vessel disease*), oder auch im Rahmen einer diabetischen Retinopathie oder Neuropathie [9].

1.3 Die diabetische Nephropathie

Die diabetische Nephropathie gilt als Hauptursache für die terminale Niereninsuffizienz in Europa, Japan und den Vereinigten Staaten [14, 15]. 40-50% der Patienten mit neu aufgetretenem terminalen Nierenversagen und der Notwendigkeit einer Nierenersatz-Therapie sind Diabetiker, davon 95% Typ 2-Diabetiker [16]. Das kumulative Risiko, eine diabetische Nephropathie zu entwickeln, beträgt bei Typ 1- und Typ 2- Diabetikern etwa 20-30% [17] und ist zu einem hohen Grad genetisch determiniert [18, 19]. Die Entwicklung einer terminalen Niereninsuffizienz im Rahmen des Metabolischen Syndroms ist weiter abhängig vom Geschlecht, der Dauer der Diabeteserkrankung und dem Vorliegen anderer mikrovaskulärer Komplikationen, insbesondere einer diabetischen Retinopathie [20]. Es bestehen erhebliche Abhängigkeiten von der ethnischen Gruppierung [19, 21]. Das Auftreten renaler Komplikationen einer diabetischen Erkrankung ist generell mit einer hohen Morbidität verknüpft [22]. Die 5-Jahres-Überlebensrate ab dem Eintreten der terminalen Niereninsuffizienz bei einer diabetischen Grunderkrankung beträgt in Deutschland 6% und ist demnach vergleichbar mit der Überlebenswahrscheinlichkeit von Patienten mit metastasierten gastrointestinalen Carcinomen [17]. Häufigkeit und Schwere der Nephropathie korrelieren mit der Dauer des vorliegenden Diabetes und der Güte der Glukosespiegel-Kontrolle [16]. Eine normnahe Blutzuckereinstellung senkt signifikant das Risiko für das Auftreten einer Mikroalbuminurie bei Typ 1- und bei Typ 2-Diabetikern (Primärprävention) und zögert deren Progression hinaus (Sekundärprävention) [16]. Das Risiko – insbesondere für mikrovaskuläre Komplikationen wie eine diabetische

Einleitung

Nephropathie – steigt im HbA1c-Bereich von 5 bis 8,5% exponentiell an [17]. Die Lebenserwartung ist selbst im Stadium der terminalen Niereninsuffizienz noch von einer strikten Blutzucker-Kontrolle abhängig [23].

1.3.1 Histomorphologische Umbauprozesse

Als repräsentativstes histologisches Korrelat der diabetischen Nephropathie gilt die Glomerulosklerose (Morbus Kimmelstiel-Wilson) [24]. Hierbei führt die Ablagerung von Glykoproteinen in Basalmembranen und mesangialen Zellen zu einer Störung der glomerulären Filterfunktion mit konsekutiver Albuminurie und glomerulosklerotischen Umbauprozessen. Im Verlauf einer diabetischen Nephropathie kommt es sowohl zu glomerulärer wie auch zu genereller renaler Hypertrophie [19, 25] und zur Verbreiterung der glomerulären Basalmembran [26]. Glomeruläre Hypertrophie ist nach Bonventre und Force verbunden mit einem Anstieg der Gesamt-Protein-Synthese, gesteigerter Ablagerung extrazellulärer Matrix und einer Re-Organisation des Aktin-Zytoskeletts [25]. Oftmals kommt es im Rahmen des Metabolischen Syndroms zu weiteren funktionellen Einbußen der Nieren im Zuge hypoxischer Zustände durch arteriosklerotische Stenosen der Nierenarterien oder (wenn auch oft subklinischen) Cholesterin-Embolien [17]. Die diabetischen Nephropathien bei Diabetes mellitus Typ 1 oder Typ 2 sind histomorphologisch nicht zu differenzieren [27].

1.3.2 Mikroalbuminurie als Frühsymptom

Als Frühsymptom einer diabetischen Nephropathie und Zeichen einer funktionellen Störung der glomerulären Filtrationsbarriere gilt eine Mikroalbuminurie von 30-300 mg/24h oder 20-200 mg/l im Spontanurin [25]. Aufgrund der hohen Schwankungsbreite bei Konzentrationsmessungen im Spontanurin sind Mehrfachmessungen anzuraten. Aus diesem Grund sollte die Diagnose einer Mikroalbuminurie nur erfolgen, falls zwei von drei Urinproben (an unterschiedlichen Tagen) positiv ausfallen und primäre Nierenerkrankungen ausgeschlossen werden können [25, 28]. Die Mikroalbuminurie tritt bei ca. 20-40% der Patienten nach 10-15 Jahren Dauer einer diabetischen Erkrankung auf und schreitet im Verlauf weiterer 5-10 Jahre in wiederum 20-40% der Fälle zu einer manifesten Makroalbuminurie fort [16].

Einleitung

Während bei Typ 1-Diabetikern bei Vorliegen einer Mikroalbuminurie etwa 80% weitere Progredienz in Hinblick auf eine Vollmanifestation der diabetischen Nephropathie zeigen, beträgt die Rate der betroffenen Patienten bei Typ 2-Diabetikern etwa 20-50% [29]. Allerdings ist bereits im Stadium der Mikroalbuminurie das kardiovaskuläre Risiko deutlich erhöht [17]. Deswegen erscheint die frühzeitige Detektion einer Mikroalbuminurie nicht nur im Hinblick auf die Entwicklung einer diabetischen Nephropathie sondern auch in Bezug auf das damit verbundene massive kardiovaskuläre Risiko sinnvoll [17, 29, 30]. Sobald eine manifeste Makroalbuminurie vorliegt, übersteigt das statistische Risiko des Patienten, an kardiovaskulären Komplikationen zu versterben das Risiko, ein Nierenversagen zu entwickeln [31].

1.3.3 Die Rolle der Blutdruckkontrolle bei diabetischer Nephropathie

Unter normalen Bedingungen schützt die Autoregulationsfähigkeit der Nieren diese vor den Auswirkungen eines zu hohen systemischen Blutdrucks [32-36]. Diese Autoregulationsmechanismen sind bei Vorliegen eines Diabetes mellitus gestört [16]. Die Entwicklung einer diabetischen Nephropathie wird durch das gleichzeitige Vorliegen einer arteriellen Hypertonie erheblich verstärkt und beschleunigt [37]. Zuchelli *et al.* konnten als erste im Jahr 1992 nachweisen, dass durch strikte Blutdruck-Kontrolle eine Verbesserung der vorbestehenden chronischen renalen Funktionseinschränkung erreicht werden kann, was im Widerspruch zu der damals gängigen Meinung stand, dass ein erhöhter Perfusionsdruck erforderlich sei, um die Nierenfunktion langfristig zu sichern [38].

Die Tatsache, dass eine frühzeitige antihypertensive Therapie im Rahmen des Metabolischen Syndroms die Progression der diabetischen Nephropathie zur terminalen Niereninsuffizienz verzögert und die Mortalität reduziert, wurde unter anderem in der UKPDS (United Kingdom Diabetes Study Group)-Studie nachgewiesen: die diabeteskorrelierte Mortalität konnte für diabetische Patienten über das 9jährige Follow-Up um 32% (p=0,019) durch strenge Blutdruck-Kontrolle mit Captopril oder Atenolol gesenkt werden. Es kam dadurch zu einer 44%igen (p=0,013) Reduktion der Schlaganfall-Inzidenz und einer 37%igen Reduktion (p=0,0092) mikrovaskulär-diabetischer Endpunkte [23].

Einleitung

1.3.4 RAAS und die diabetische Nephropathie

Der chronischen Aktivierung des Renin-Angiotensin-Aldosteron-Systems (RAAS) scheint große Bedeutung in der Pathogenese der diabetischen Nephropathie zuzukommen [39]. So konnten Engeli *et al.* zeigen, dass alle Einzelkomponenten des RAAS bei Patientinnen mit Adipositas erhöht sind [40]. Die Stimulation des RAAS führt durch zirkulierendes Angiotensin II zu einer peripheren Vasokonstriktion und vermittelt über Gewebsangiotensin lokale Effekte [39]. Über autokrine, parakrine und endokrine Mechanismen nimmt das RAAS Einfluss auf die Nierenfunktion. So reguliert das RAAS den renalen Blutfluss (RBF), die intraglomeruläre Hämodynamik sowie die Permeabilität für Proteine [41].

Gerade die Frühphase der diabetischen Nephropathie ist durch die Aktivierung des RAAS und eine Vasokonstriktion vor allem des Vas efferens des Glomerulums gekennzeichnet [16]. Dies führt *primär* zu einer Zunahme des glomerulären Filtrationsdruckes, zur Hyperfiltration und zur glomerulären Hypertonie. Im weiteren Verlauf kommt es zu permanent überhöhten Angiotensin II-Konzentrationen, die *auch* am Vas afferens eine Vasokonstriktion bedingen [42]. Diese „Zustrom-Verminderung" führt zur Reduktion des RBF sowie der GFR. Dies könnte man als „Schutzmechanismus" des Glomerulums interpretieren, welches eine Schädigung durch die permanente Perfusion mit hohen Blutdrücken verhindern soll. Durch die dadurch entstehende glomeruläre Hypoperfusion bis hin zur Ischämie wird im Sinne eines circulus vitiosus das RAAS weiter stimuliert.

Das Renin-Angiotensin-Aldosteron-System vermittelt proliferative und profibrotische Effekte auf verschiedene renale Zellarten [43]. Okada *et al.* konnten an mesangialen Zellkulturen typ-2-diabetischer Otsuka Long-Evans Tokushima Fatty (OLETF)-Ratten eine erhöhte Proliferationsaktivität nach Angiotensin-II-Exposition insbesondere in frühen Stadien diabetischer Nephropathie nachweisen [44]. In späteren Stadien dominierte die erhöhte Synthese extrazellulärer Matrix-Proteine [44]. Auch in Zellkulturen proximaler Tubuluszellen von Ratten konnte ein proliferativer Effekt von Angiotensin II (vermittelt vor allem über AT1-Rezeptoren) nachgewiesen werden [45]. Wolf *et al.* demonstrierten die mitogene Aktivität von Angiotensin II auf glomeruläre Endothelzellen [46] und Endothelzellen des aufsteigenden Teils der Henle'schen Schleife von Ratten in Zellkultur

Einleitung

[47] und zeigten eine erhöhte Typ-1-Kollagen-Synthese in kultivierten mesangialen Zellen von Mäusen auf [48]. Ray et al. wiesen auch an humanen fetalen mesangialen Zellen proliferative Effekte nach Angiotensin II-Exposition nach [49]. Eine Aldosteronexposition scheint Angiotensin-II-vermittelte proliferative Effekte auf vaskuläre glatte Muskelzellen in Zellkultur zu potenzieren [50, 51].

Eine Aktivierung des RAAS führt zu systemischer wie glomerulärer Hypertonie und dementsprechenden hämodynamisch vermittelten vaskulären Schäden [52, 53]. Unabhängig davon leisten profibrotische und proinflammatorische Effekte von Angiotensin II und Aldosteron einen Beitrag zu diesem pathophysiologischen Mechanismus [52]. Die Gesamtheit dieser proliferativen, profibrotischen und proinflammatorischen Vorgänge führt schließlich zur Glomerulosklerose sowie tubulointerstitiellen Fibrose [16].

Die positiven Effekte der RAAS-Blockade gelten als gut belegt für die Substanzgruppen von ACE-Inhibitoren und Angiotensin-Rezeptor-Blockern. In experimentellen Studien konnte durch Medikation mit ACE-Hemmern und AT1-Rezeptorblockern die mesangiale Matrixsynthese reduziert und die Entwicklung einer renalen Fibrose gebremst werden [54]. Die erste klinische Studie, welche auf breiter epidemiologischer Basis den renoprotektiven Effekt von Captopril bei Typ-1-diabetischer Nephropathie nachwies, zeigte eine über 50%ige Reduktion des kombinierten Risikos für terminale Niereninsuffizienz und Tod [55]. Auch an Typ 2-diabetischen Patienten zeigten Folgestudien eine signifikante Reduktion der Albuminurie auf [56]. In mehreren Studien wie RENAAL [56], IDNT [57] und IRMA [58] konnte durch den Einsatz von AT1-Antagonisten (Losartan und Irbesartan) die Bedeutung der Blockade des Renin-Angiotensin-Systems bei Typ 2-Diabetikern im Hinblick auf die Progression der diabetischen Nephropathie nachgewiesen werden.

Die hämodynamischen und metabolischen Prozesse im Rahmen einer RAAS-Aktivierung erklären einen Teil der renoprotektiven Effekte [15] von ACE-Inhibitoren und Angiotensin-Rezeptor-Blockern: diese senken den arteriellen Mitteldruck, relaxieren vor allem die efferenten Arteriolen und reduzieren so den Filtrationsdruck [16]. Obwohl Angiotensin II als primärer Trigger für die Aldosteron-Synthese gilt, zeigt sich eine ACE-Hemmung jedoch oft nicht als dauerhaft effektiv [59]. Vielmehr demonstrierten klinische Studien an Patienten mit Herzinsuffizienz, dass es nach 3-6 Monaten der Behandlung mit ACE-

Einleitung

Inhibitoren zu einem sogenannten *Aldosteron-Escape*-Phänomen kommt und die Aldosteronkonzentration wieder auf vergleichbar hohe Werte wie vor dem Beginn der medikamentösen Therapie ansteigt [60] oder diese sogar übertrifft [61]. Ein *Aldosteron-Escape*-Phänomen wird in etwa 40% der Typ 2-diabetischen Patienten in der Frühphase einer Nephropathie trotz Behandlung mit ACE-Hemmern beobachtet [61, 62]. Mögliche Erklärungsansätze für das *Aldosteron-Escape*-Phänomen sind eine inkomplette RAAS-Blockade, alternative Angiotensin-II-Synthesewege oder einen verminderten hepatischen Abbau von Aldosteron [59].

Bisher diente vor allem Angiotensin II als Ansatzpunkt pharmakologischer Interventionen bei diabetischer Nephropathie, eine medikamentöse Aldosteronrezeptorblockade gilt aufgrund der Gefahr einer Kalium-Akkumulation in dieser Indikation als kontraindiziert. Die Kombination eines Aldosteronrezeptorblockers mit einem ACE-Hemmer oder Angiotensin-II-Hemmer hat sich jedoch bei Patienten mit chronischer Herzinsuffizienz [63] und nach akutem Myokardinfarkt [64] als hilfreich erwiesen, was möglicherweise - neben dem Effekt der Salz- und Flüssigkeitsretention und dementsprechend vermehrtem Pre- und Afterload - auch auf die Blockade der profibrotischen Wirkung von Aldosteron zurückzuführen ist [63].

Bei Diabetes mellitus liegen neben der gut belegten Wirkung von Angiotensin-Rezeptor-Blockern und ACE-Inhibitoren nur wenige Untersuchungen von Aldosteron-Antagonisten vor, wenngleich erste Studien auf renoprotektive Effekte dieser Substanzklasse hinweisen [61, 62, 65, 66]. Nach Sato et al. reduziert eine Medikation mit dem kompetitiven Aldosteronrezeptor-Blocker Spironolacton bei Patienten mit *Aldosteron-Escape* die renale Albuminexkretion und auch die linksventrikuläre Masse ohne Abhängigkeit von Blutdruckveränderungen [62]. Epstein *et al.* konnten im Jahr 2002 in einer doppelblind geführten Studie an hypertensiven Patienten mit Mikroalbuminurie in der Eplerenon-behandelten Gruppe eine 62%ige Reduktion der Albuminausscheidung während einem 6monatigen Beobachtungszeitraum nachweisen. Eine Medikation mit Enalapril reduzierte die Albuminexkretion um 45%, die Kombination beider Medikamente um 74%. Diese signifikante Reduktion der Proteinurie in der Eplerenon-Gruppe bestand unabhängig vom blutdrucksenkenden Effekt [67]. In einer weiteren klinischen Studie reduzierte eine Co-

Einleitung

Medikation mit niedrigdosiertem Eplerenon zusätzlich zur antihypertensiven Medikation mit Enalapril signifikant das Ausmaß der Albuminurie ohne signifikante Erhöhung der Kaliumkonzentration [66].

Die mineralokortikoide Wirkung von Aldosteron eröffnet im Hinblick auf die Salzsensitivität des Blutdrucks neue Diskussionsfelder. Nach einer finnischen Studie mit siebenjährigem prospektiven Follow-Up-Design war eine um 100 mmol (entspricht etwa 5,8 g NaCl) erhöhte tägliche Kochsalzaufnahme mit einer Zunahme von kardiovaskulären Ereignissen um 51 Prozent und mit einer Steigerung der Gesamt-Mortalität um 26 Prozent assoziiert. Die Bestimmung der Natriumaufnahme erfolgte an den insgesamt 2436 Probanden durch Bestimmung der renalen Natrium-Exkretion [68]. Eine kürzlich veröffentlichte Meta-Analyse mit über 177 000 Teilnehmern und Studiendauern zwischen fünf und neunzehn Jahren [69] unterstützt die Ergebnisse der zitierten Studie von Tuomilehto et al. (2001). Hohe Kochsalzaufnahme führt unabhängig vom Blutdruck zu einer Erhöhung der Schlaganfall-Mortalität [70, 71], zur Zunahme der linksventrikulären Muskelmasse [72, 73], zur Verminderung der arteriellen Compliance [74], erhöhter Mikroalbuminurie [75] und zu einer Zunahme der glomerulären Filtrationsrate gefolgt von sich später entwickelnder Glomerulosklerose [76]. Eine erhöhte diätetische Salzbelastung stellt demnach einen vom Blutdruck unabhängigen kardiovaskulären Risikofaktor dar. Daten der niederländischen PREVEND-Studie deuten weiter darauf hin, dass die Natriumausscheidung vor allem bei Individuen mit erhöhtem Body Mass Index mit höheren Ausscheidungsraten von Albumin vergesellschaftet ist [77].

Angesichts der direkt profibrotischen Wirkung von Aldosteron [52-54, 59, 78], des *Aldosterone-Escape*-Phänomens [60] und der Salzsensitivitäts-Hypothese des Blutdrucks stellt sich die Frage, ob eine selektive Aldosteronrezeptor-Blockade weitere Vorteile im Vergleich mit den Substanzklassen der ACE-Hemmer und AT1-Blocker bietet und eventuell auch in der Kombination mit diesen indiziert sein könnte. Eine Erweiterung der Indikationsstellung im Hinblick auf die diabetische Nephropathie ist vor dem Hintergrund möglicher pathophysiologischer Analogien zur chronischen Herzinsuffizienz zu prüfen [79]. Aldosteron zeigt im Tiermodell vor allem in Verbindung mit einer diätetischen

Einleitung

Salzbelastung profibrotische Wirkung [80], daher erscheint eine experimentelle Aldosteronblockade unter verschiedenen Salzdiäten von besonderem Interesse.

1.4 Experimenteller Diabetes mellitus Typ 2

Nur wenige Studien haben sich bis dato auf experimentelle Modelle des Diabetes mellitus Typ 2 konzentriert. Meist beziehen sich vorliegenden experimentellen Daten auf die Otsuka Long-Evans Tokushima Fatty Rat (OLETF-Ratte) [81]. Die der vorliegenden Arbeit zugrunde gelegten Versuchsreihen wurden mit Zucker-diabetic-fatty-(ZDF)-Ratten durchgeführt. Die ZDF-Ratte ist ein Modell des humanen Diabetes mellitus Typ II und verfügt wie dieser über die beiden pathophysiologischen Komponenten der peripheren Insulinresistenz und der nur partiellen Kompensationsmöglichkeit der pankreatischen β-Zellen [82]. Dieses Tiermodell zeigt im Vergleich mit der OLETF-Ratte eine frühere Manifestation des Diabetes nach bereits neun bis zwölf Lebenswochen. Dies geht regelhaft einher mit Hyperphagie, Adipositas, Hyperinsulinämie und Hyperlipidämie, womit zentrale Charakteristika des Metabolischen Syndroms als erfüllt gelten [11]. ZDF-Ratten entwickeln diabetische Nierenschäden, welche vergleichbar sind mit den Veränderungen im Rahmen der humanen diabetischen Nephropathie [83-85].

Bei der ZDF-Ratte gibt es Hinweise auf eine Salzsensitivität des Blutdrucks, diabetische Tiere unter Salz-Diät zeigen einen ausgeprägteren Blutdruckanstieg als die entsprechende Kontrollgruppe [86, 87]. Dies stellt eine entscheidende Parallele zur klinischen arteriellen Hypertonie bei Diabetes-Patienten dar: wie von Feldstein dargestellt, zeigt wohl der Großteil der Typ 2-Diabetiker einen salzabhängigen Blutdruck [88]. Experimentelle Daten weisen auch bei Stroke-Prone-Hypertensiven-Ratten (SHRSP) auf eine möglicherweise ursächliche Rolle von Aldosteron für die Salzsensitivität des Blutdrucks hin [78].

Der Abfall der Insulin-Konzentrationen im Serum erklärt sich aus einer nachlassenden Ansprechbarkeit der β-Zellen des Pankreas auf den Stimulus des Glukoseangebots und/oder über eine „Erschöpfungssymptomatik" der Langerhans-Inseln [89]. Die Schädigung der pankreatischen β-Zellen erfolgt nach Shimabukuro et al. durch den lipotoxischen Effekt der Akkumulation von Triglyzeriden im Pankreas [90, 91]. Diese Hypothese wurde von Etgen und Oldham erhärtet, indem sie eine negative Korrelation

Einleitung

zwischen Triglyzerid-Konzentration und Insulinspiegel aufzeigen konnten [92]. ZDF-Tiere verfügen über eine nur geringe funktionelle Reservekapazität der pankreatischen β-Zellen. Demnach kommt es frühzeitig zur Manifestation eines Diabetes mellitus Typ II. Der Versuch, über eine gewisse Zeit eine kompensatorisch erhöhte Insulinproduktion der β-Zellen des Pankreas aufrechtzuerhalten und so der Insulinresistenz durch eine Hyperinsulinämie zu begegnen, führt zu einem erhöhten Umbau von Glukose zu Körperfett und manifestiert sich in einem adipösen Phänotyp [93]. Nephropathien und Neuropathien als Spätkomplikationen des Diabetes mellitus bewirken nach Clark *et al.* meist den Tod der Tiere nach etwa einem Jahr [94].

Die diabetische Diathese der ZDF-Ratten lässt sich auf den Defekt des *fa*-Gens zurückführen, welches in ZDF-Ratten für ein verändertes Leptin-Rezeptor-Protein (OB-R) kodiert. Die entsprechende A-to-C-Mutation bei Nukleotid 880 des OB-R-Gens bewirkt den Austausch von Glu zu Pro an Stelle 269 des Proteins und ist an einer Stelle lokalisiert, die einen gemeinsamen Code der Leptinrezeptor-Unterarten OB-Ra bis OB-Re enthält [95].

Leptin liegt bei Ratten als 16kDa-Protein vor, welches hauptsächlich, aber nicht ausschließlich [96] in Fettzellen synthetisiert wird [97]. Es vermittelt an den Hypothalamus Informationen über die Verfügbarkeit von Fettspeichern [98] und reguliert bei Nagetieren und auch dem Menschen das Appetitgefühl [99]. Hohe Plasma-Konzentrationen von Leptin im Zusammenhang mit einer zellulären Leptinresistenz sind hochsignifikant vergesellschaftet mit dem Auftreten von Adipositas sowohl bei Nagetieren wie auch bei Menschen [100].

Die oben beschriebene genetische Mutation der ZDF-Ratten verhindert die physiologische Interaktion von Leptin am Rezeptor. Sie wird nach den Mendel'schen Gesetzen autosomal rezessiv vererbt [101] und manifestiert sich ausschließlich an homozygoten männlichen ZDF-Ratten. Weibliche Nachkommen entwickeln trotz Fettleibigkeit und Hyperinsulinämie keine diabetische Stoffwechsellage [102]. Als Kontrolltiere dienten in der vorliegenden Studie männliche heterozygote ZDL-Ratten („lean"), welche keine Fettleibigkeit und keine Hyperglykämie ausbilden.

Einleitung

1.5 Zielsetzung der vorliegenden Arbeit

In der vorliegenden Arbeit soll auf der Basis tierexperimenteller Bedingungen an Typ 2-diabetischen ZDF-Ratten geklärt werden, welche histomorphologischen und funktionellen Veränderungen im Laufe der Manifestation einer diabetischen Nephropathie auftreten und inwiefern diese durch Aldosteron vermittelt werden, bzw. durch eine medikamentöse Aldosteronblockade zu antagonisieren sind.

Im Hinblick auf die Salzsensitivitäts-Hypothese des Blutdrucks [86, 87] soll differenziert werden, inwiefern eine Hoch- oder Normalsalzdiät Einfluss auf die Entwicklung einer arteriellen Hypertonie bei ZDF-Ratten nimmt und ob eine erhöhte diätetische Salzbelastung Effekte auf funktionelle Parameter der Nierenfunktion sowie strukturelle renale Endorganschäden [75, 76] vermittelt. Wie unter Gliederungspunkt 1.3.4 dargelegt scheint eine hohe diätetische Salzbelastung beim Menschen einen vom Blutdruck unabhängigen kardiovaskulären Risikofaktor darzustellen [103].

Hypothesen

Vorliegender Arbeit liegt die Hypothese zugrunde, dass die renalen Endorganschäden im Rahmen der diabetischen Nephropathie am Tiermodell zumindest teilweise durch direkte profibrotische und proliferative Effekte von Aldosteron vermittelt werden und eine medikamentöse Aldosteronblockade - in Abhängigkeit von der diätetischen Salzbelastung – renoprotektive Wirkung vermittelt. Diese Effekte gehen über die rein blutdrucksenkende Wirkung der Aldosteronblockade hinaus. Es ist denkbar, dass die Salzsensitivität des Blutdrucks bei ZDF-Ratten (ähnlich wie bei SHRSP-Ratten) zumindest zum Teil auf die Wirkung von Aldosteron zurückzuführen ist [78].

Einleitung

Versuchsaufbau

Als Aldosteron-Rezeptor-Antagonist wurde im vorliegenden Versuch Eplerenon verwendet. Lange Zeit galt Spironolacton als klinisch gebräuchlichster Aldosteroninhibitor, zeigte jedoch massive pro-gestagene und anti-androgene Nebenwirkungen [104], welche bei etwa 7% der Patienten klinisch relevant in Erscheinung traten [59]. Eplerenon wurde als Epoxy-Derivat von Spironolacton zwischen 1994 und 2002 entwickelt und bindet ebenso wie Spironolacton kompetitiv an den intrazellulären Mineralo-Rezeptor (*MR*) des distalen Tubulus [105]. Das verbesserte Nebenwirkungsspektrum ist vor allem auf die 100- bis 1000fach niedrigere Bindungsaffinität an Progesteron- und Androgen-Rezeptoren zurückzuführen [59], was die sonst gängigen Nebenwirkungen wie Amenorrhoe bei der Frau oder Potenzstörungen und Gynäkomastie beim Mann auf Placebo-Inzidenzraten senkt [106].

Als Medikation der Kontrollgruppe diente Hydralazin. Dieses wirkt als peripherer Vasodilatator [107, 108] über eine Beeinflussung des zellulären Ca^{2+}-Stoffwechsels in den glatten Muskelzellen antihypertensiv [109]. Die Hydralazin-Kontrollgruppe sollte sicherstellen, dass mögliche Eplerenon-vermittelte Effekte nicht lediglich auf dessen blutdrucksenkender Wirkung beruhten.

Im vorliegenden Versuch wurde die beschriebene medikamentöse Intervention weiter differenziert durch die Aufteilung in Interventions- und Kontrollgruppen mit Normal- vs. Hochsalzdiät.

Parameter für Nierenschäden

Über den gesamten Versuchsverlauf erfolgte eine engmaschige Messung biometrischer Daten wie Blutdruck, Blutzucker und Körpergewicht. Funktionelle Parameter der Nierenfunktion wie etwa Kreatininkonzentrationen in Serum und Urin, Kreatinin-Clearance, Albuminurie und Elektrolytkonzentrationen im Serum wurden über den Beobachtungszeitraum hinweg verfolgt. Strukturelle Veränderungen der Niere wurden mit PCR-gestützten Assays (α-sma, Nephrin) sowie verschiedenen histologischen und immunhistochemischen (u.a. PCNA, Desmin, PAS) Ansätzen objektiviert.

Einleitung

2 Material und Methoden

2.1 Lieferung, Haltung, Fütterung

Die Bereitstellung der Tiere erfolgte durch die Firma Charles River Laboratories Inc., Wilmington, USA. Zur Verwendung kamen insgesamt 45 männliche ZDF-Ratten und 18 männliche ZDL-Tiere, welche durchschnittlich in der 8. Lebenswoche geliefert wurden. Alle Tiere wurden bis zur 14. Lebenswoche auf die Manifestation einer diabetischen Stoffwechsellage untersucht, erst bei Bestätigung dieser Voraussetzung erfolgte die randomisierte Gruppenzuteilung und die jeweilige Intervention (vgl. Gliederungspunkt 2.2).

Die Haltung der Tiere erfolgte in normierten Makrolon®-Einzelkäfigen Typ IV mit Hochdeckeln auf Standardeinstreu. Die Temperatur in den Tierställen betrug 20-22°C bei einer Luftfeuchtigkeit von 50-55% und die Versuchstiere unterlagen einem Tag-Nacht-Zyklus von jeweils 12 Stunden. Zur Fütterung und Wasserkontrolle wurden die Tiere täglich visitiert. Im vierwöchentlichen Rhythmus kam es zu einer drei Tage dauernden Haltung in metabolischen Käfigen. Die hohe Disposition zur Entwicklung einer diabetischen Stoffwechsellage der ZDF-Ratten wurde nach Empfehlung von Charles River Laboratories durch eine Diät mit bestrahltem Purina 5008-Futter unterstützt.

Die vorliegender Studie zugrundeliegenden Tierversuche wurden im Einklang mit § 8 des Deutschen Tierschutzgesetzes vom 25. Mai 1998 durchgeführt und unter dem Aktenzeichen 621-2531.1-2/05 von der Regierung der Oberpfalz bewilligt.

Material und Methoden

2.2 Gruppeneinteilung und Versuchsplanung

Der vorliegende Versuch umfasste insgesamt sieben Untergruppen. Zur Untersuchung der Salzsensitivität des Blutdrucks bei der ZDF-Ratte erfolgte eine Differenzierung in Normal- und Hochsalzdiät-Gruppen, mögliche renoprotektive Effekte der medikamentösen Aldosteronblockade mit Eplerenon sollten über den Vergleich mit der Hydralazin-Kontrollgruppe festgestellt werden (vgl. Gliederungspunkt 1.5). Tabelle 1 gibt Auskunft über die genaue Zusammensetzung der Untergruppen des Versuchs, die verabreichten Medikamente, die unterschiedlichen Diäten und die in der vorliegenden Arbeit verwendeten Kurzbezeichnungen.

Tabelle 1: Übersicht Gruppenaufteilung im vorliegenden Versuch

	Subgruppen			Genotyp		Medikation		Diät	
	Bezeichnung	Abkürzung	Abkürzung in Graphen	fa/-	fa/fa	Eplerenon	Hydralazin	Normaldiät *	Hochsalzdiät **
1	ZDL	ZDL	L	•				•	
2	ZDL + Salz	ZDL-S	L+S	•					•
3	ZDF	ZDF	F		•			•	
4	ZDF + Salz	ZDF-S	F+S		•				•
5	ZDF + Eple	ZDF-E	F+E		•	•		•	
6	ZDF + Eple + Salz	ZDF-E-S	F+E+S		•	•			•
7	ZDF + Hydra + Salz	ZDF-H-S	F+H+S		•		•		•

* Normaldiät bedeutet eine Standarddiät mit Purina 5008 ohne weiteren Salz- Zusatz.

** Hochsalzdiät bezeichnet eine Fütterung mit Standarddiät mit Purina 5008 und eine erhöhte Salzzufuhr mit im Schnitt 5,5 % NaCl Beimischung über den Zeitraum der Versuchsdauer

Material und Methoden

Die Medikamentengabe wie auch die Differenzierung in Hoch- und Niedrigsalzdiätgruppen erfolgte ab der 15. Lebenswoche der Versuchstiere nach voller Ausprägung der diabetischen Stoffwechsellage (vgl. Gliederungspunkt 1.5). Die Medikamentenverabreichung und Salzexposition wurde über Futterbeimischung realisiert. Die verabreichte Dosis Eplerenon betrug 100 mg pro kg Körpergewicht. Die Hydralazin-Dosis wurde bedarfsgemäß adaptiert, Ziel war eine ähnlich starke Blutdrucksenkung wie in der Eplerenon-Gruppe. Sie betrug von der 15. bis zur 21. Lebenswoche 12,5 mg pro kg Körpergewicht und wurde ab der 22. Lebenswoche auf 25 mg/kg KG gesteigert. Die Normalsalzdiät beinhaltete 0, 28% NaCl, bei der Hochsalzdiät wurden im Schnitt über die Versuchsdauer 5, 5 % NaCl dem Futter beigemischt.

2.3 Physiologische Messungen während des Versuchs

Biometrische Daten wie Blutdruck, Blutzuckerkonzentration und Körpergewicht wurden über den gesamten Beobachtungszeitraum wöchentlich erhoben. Nachstehende Tabelle 2 veranschaulicht die zeitliche Abfolge der Messungen während der tierexperimentellen Phase des Studienverlaufs.

Tabelle 2: Übersicht der Biometrischen Datenerhebung über den Studienverlauf

Lebenswoche	9	10	11	12	13	14	15	16	17	18	19	20	21	22	23	24	25
Blutdruckmessung	•	•	•	•	•	•	•	•	•	•	•	•	•	•	•	•	•
Blutzuckermessung	•	•	•	•	•	•	•	•	•	•	•	•	•	•	•	•	•
Körpergewicht	•	•	•	•	•	•	•	•	•	•	•	•	•	•	•	•	•
Metabolischer Käfig			•				•				•					•	
Laufband																•	
	Vorphase						Versuchszeitraum (Medikamenten- und Diätdifferenzierung)										

Material und Methoden

2.3.1 Blutdruck und Herzfrequenz

Die Blutdruck- und Pulsmessung wurde an den Ratten nach der Tail-Cuff-Methode durchgeführt und immer zur gleichen Tageszeit gemessen [110]. Die Messungen erfolgten mit dem Gerät „BP Recorder 8005" der Firma Rhema, Medizinische Forschung, Hofheim. Die Tiere wurden hierfür in größenadaptierbare „Restrainer" gesetzt. Vor Beginn der dokumentierten Messungen wurden die Ratten mehrfach der Mess-Situation in den Restrainern ausgesetzt, um durch Gewöhnungseffekte die Einflüsse von Stressoren wie räumlicher Enge und Wärme zu minimieren. Um die periphere Durchblutung zu optimieren wurden die Blutdruckmessungen generell unter einer Infrarot-Lampe (Fa. Artas, Arnstadt) durchgeführt. Den Tieren wurde eine Staumanschette (Firma Rhema, Hofheim, Durchmesser 9,5 mm) um die Schwanzwurzel gelegt und ein piezoelektrischer Sensor (Firma Rhema, Hofheim) distal davon appliziert. Beim Aufpumpen der Blutdruckmanschette wurde das Druckniveau registriert, in welchem der Sensor keine Pulsationen mehr registrierte, also der Manschettendruck über dem systolischen Blutdruck der Schwanzarterie auf Herzhöhe lag [110]. Die in Punkt 3.1.4 geschilderten Ergebnisse kamen als Mittelwerte von 3 bis 5 Einzelmessungen pro Tier zustande.

2.3.2 Blutzuckermessung

Als lokal-anästhetische Maßnahme vor der Venenpunktion erfolgte die topische Applikation von Emla® -Creme 5% [1]. Nach der vom Hersteller empfohlenen Einwirkzeit der Creme von 5-10 min. wurde mit einem Hautantiseptikum [2] die Einstichstelle desinfiziert, mit einem Tupfer[3] abgewischt und die laterale Vene am

---

[1] AstraZeneca GmbH, Wedel.

[2] Kodan®-Tinktur Forte Farblos, Fa. Schülke & Mayr, Norderstedt

[3] Pur-Zellin® Zellstofftupfer, Hartmann AG, Heidenheim

Material und Methoden

Schwanz mit einer Kanüle[4] punktiert. Bei schwierigen anatomischen Verhältnissen wurde nach Fallon über 1-2 min der Schwanz mit etwas warmen Wasser (etwa 45°C) vor der Punktion erwärmt [111], in den meisten Fällen reichte eine leichte Kompression der Vene mit dem Finger (nach Barrow [112]) oder auch mit einem kleinen Stau-Schlauch (nach Waynforth/Flecknell [113]) aus, um gute Punktionsbedingungen zu schaffen. Ein Tropfen des venösen Blutes wurde mit einem Glukoseoxidoreduktase-Teststreifen des Geräts Accu-Chek® (Roche Diagnostics GmbH, Mannheim) aufgenommen und das Ergebnis als Mittelwert zweier Messungen dokumentiert.

2.3.3 Körpergewicht

Wöchentlich erfolgte im Rahmen der Blutdruck- und Blutzuckerbestimmungen eine Messung des Körpergewichts jeder Ratte mit einer Präzisionswaage der Firma Sartorius, Göttingen, welche über eine spezielle Tier-Waagen-Funktion verfügt und so in der Lage ist, bewegungsbedingte Schwankungen auszugleichen.

2.3.4 Messung der Tibia-Länge

Aufgrund der adipösen Konstitution der ZDF-Ratten hat sich zum Größenvergleich der einzelnen Untergruppen die Messung der Tibia-oder Femur-Länge der schlichten Messung des Körpergewichts überlegen gezeigt [114]. Die Messung erfolgte mittels eines millimeterskalierten Lineals an der freipräparierten Tibia bei Versuchsende in der 25. Lebenswoche.

2.3.5 Metabolische Daten

Wie aus Tabelle 2 ersichtlich wird, wurden die Tiere im vierwöchigen Rhythmus einzeln für jeweils drei Tage in Metabolischen Käfigen[5] gehalten. Dies ermöglichte

---

[4] 0,8mm/38mm 21-G-Kanüle, Sarstedt AG & Co., Nürnbrecht-Rommelsdorf

[5] Fa. Tecniplast, Buguggiate, Italien

Material und Methoden

die individuelle Messung der über 24 Stunden aufgenommenen Trinkmenge und konsumierten Futtermenge, des Urinvolumens, der Durchführung eines Uro-Stix-Teststreifens [6] und der Asservierung einer Urinprobe für die Bestimmung der Kreatinin-Konzentration sowie der Elektrolyte (vgl. Gliederungspunkt 2.7). Die Urinproben wurden in einem handelsüblichen Laborgefrierschrank bei -4°C einstweilen gelagert und die Proben en bloc bestimmt.

Dem Beginn der Messungen in den Stoffwechselkäfigen ging eine 48-stündige Eingewöhnungsphase voraus, damit sich die Tiere auf die veränderten Haltungsbedingungen einstellen konnten (vgl. [115]).

2.3.6 Ergometrische Belastungstestung

Wie Tabelle 2 verdeutlicht, wurde in der 23. Lebenswoche bei jedem Tier eine ergometrische Belastungstestung zur Einschätzung der kardiovaskulären Leistungsfähigkeit vorgenommen. Dies geschah auf einem Laufband (Eigenbau) mit einem adaptierbaren Steigungswinkel von 6° nach einem in Tabelle 3 näher beschriebenem Belastungs-Modell.

Tabelle 3: Stufen-Belastungsmodell Laufband

Stufe	Laufbandgeschwindigkeit
Stufe I	10 m/min
Stufe II	15 m/min
Stufe III	20 m/min
Stufe IV	25 m/min
Stufe V	30 m/min

Nach einer jeweils fünfminütigen Belastung auf Stufe I usw. wurde die Belastung schrittweise erhöht und die maximale Laufzeit bis zum Abbruch mittels Stoppuhr im Zusammenhang mit der erreichten maximalen Belastungsstufe dokumentiert. Abbruchkriterium war, wenn ein Tier zweimalig länger als 5 Sekunden auf der das

---

[6] Combur-10-Test®, Roche Diagnostics GmbH, Mannheim

Material und Methoden

Laufband nach hinten begrenzenden, unter Spannung befindlichen Plattform sitzenblieb.

2.3.7 Versuchsende

Nach Dekapitation erfolgte primär die Sicherung von Blut für die Gewinnung von Serum und EDTA-Plasma[7]. Die Asservate wurden nach der empfohlenen Wartezeit von einer halben Stunde in einer geeigneten Zentrifuge[8] bei 4000 Umdrehungen/min für 20 Minuten zentrifugiert, danach vorsichtig abpipettiert und aliquotiert. Im weiteren Verlauf erfolgte so zügig wie möglich die Organentnahme. Eine Niere wurde für Kryopräparate, zur RNA- und zur Protein-Extraktion in flüssigem Stickstoff bei -80° Celsius asserviert und die andere Niere für die Herstellung von Paraffinpräparaten in 4%iger Formaldehyd-Lösung[9] aufbewahrt. Es schloss sich die beidseitige Entnahme der Nebennieren für die RNA-Extraktion an. Die Tibia wurde freipräpariert und ihre Länge mit einer Millimeter-Skala bestimmt. Die Normierung auf die Tibia-Länge ist bei metabolischen Tiermodellen (welche einhergehen mit einer hohen Standardabweichung der Einzelgewichte) der Bestimmung der relativen Organgewichte in Bezug auf das Körpergewicht vorzuziehen [114].

Nach 24-48stündiger Fixierung in 4%iger Formalin-Lösung wurde in Kooperation mit dem Institut für Pathologie der Universität Regensburg die entsprechende Nierenhälfte nach laborüblichem Protokoll vom Verfasser mit dem Gerät Histocentre-2™ [10] in Paraffinblöcke eingebettet. Nach ausreichender Kühlung[11] wurden die

---

[7] in Monovetten® der Firma Sarstedt, Nürnbrecht

[8] Heraeus Sepatech, Kendro Laboratory Products, Berlin

[9] Formalin-Lösung 4%, neutral phosphatgepuffert, nach Lillie 1954

[10] Thermo Shandon Scientific Inc., Waltham, Massachusetts, USA

[11] CP60, Fa. Microm, Walldorf

Material und Methoden

Blöcke mit einem Schlitten-Mikrotom[12] in 5µm Schichtdicke geschnitten, in einem Wasserbad[13] gestreckt und auf beschichtete Objektträger[14] aufgezogen. Nach 48stündiger Trocknungsphase wurden die Paraffinschnitte in Präparatekästen[15] archiviert.

2.4 Histologie

2.4.1 Übersichtsfärbung mit Hämalaun-Eosin

Die Schnitte wurden zunächst zweimal für je 5 min in einem Xylol-Bad[16] entparaffiniert und anschließend in absteigender Alkoholreihe für je 2 min in 100%, 96% und 70%iger Ethanol-Verdünnung[17] hydriert. Nach kurzem Spülen in a.d. folgte die Kern-Färbung mit azidophilem Hämalaun[18] für 5 min und anschließendem Bläuen unter fließendem Leitungswasser (5 min). Die Gegenfärbung wurde 10 Sekunden mit basophilem 0,5%ig wässrig gelöstem Eosin G[19] durchgeführt, welches mit einem Tropfen Essigsäure[20] versetzt worden war. Nach Spülen in a.d. wurde in

---

[12] HM400R, Fa. Microm, Walldorf

[13] GFL-1052, Fa. Gesellschaft für Labortechnik mbH, Burgwedel

[14] Superfrost®Plus (L 75 x B 25 mm, Stärke 1mm, H867.1, Carl Roth GmbH & Co. KG, Karlsruhe

[15] Beyersdörfer GmbH, Mandelbachtal

[16] Carl Roth GmbH & Co. KG, Karlsruhe

[17] Mallinckrodt Baker B.V., Deventer, Holland

[18] Merck, Darmstadt

[19] Merck, Darmstadt

[20] Merck, Darmstadt

Material und Methoden

70%igem Ethanol differenziert und in einer aufsteigenden Alkoholreihe für je 2 min in 96% und 100%igem Ethanol dehydriert. Nach zweimal 5 min im Xylol-Bad folgte das Eindecken mit Marienfeld 100 Deckgläsern [21] und dem xylolhaltigen Biomount™ Eindeckmedium[22].

Die Auswertung der H.E.-Schnitte erfolgte mit einem Mikroskop der Marke Leica, Bensheim, Germany, Typ DM RBE mit einer 400fachen Vergrößerung. Die jeweiligen in die Auswertung aufgenommen Glomerula wurden mit einer Kamera model 2.2.1 der Marke Visitron Diagnostic Systems GmbH, Puchheim, Germany, digitalisiert und mit der Software MetaVue, Version 6.3.r3, Molecular Devices GmbH, München-Ismaning, Germany, ausgewertet.

---

[21] 24 x 50 mm, Fa. Paul Marienfeld GmbH & Co. KG, Lauda-Königshofen

[22] SPI Supplies Inc., West Chester, Pennsylvania, USA

Material und Methoden

2.4.2 Glomerulosklerose-Färbung mit PAS nach Hotchkiss und McManus

PAS (*Periodic acid Schiff*)-positiv verhalten sich Glykogen, neutrale Mukopolysaccharide, Hyalin, Kolloid der Glandula thyroidea etc. Der Hintergrund, eine PAS-Färbung zum Nachweis des glomerulären Fibrosegrades zu verwenden, besteht darin, dass PAS-positive Glykoproteine neben Basalmembranen auch an Kollagenfibrillen angelagert sind. Die Färbung erfolgte nach nachstehendem Protokoll.

1. 10 min Xylol-Bad
2. absteigende Alkoholreihe bis a.d. (100-96-70% je 2 min) zur Rehydrierung
3. 10 min 0,75%ige wässrige Perjodsäure[23] frisch angesetzt: dies oxidiert die 1,2 Glykolgruppen zu Aldehydgruppen
4. in a.d. gut spülen
5. 8 min Schiff'sches Reagens[24]: färbt die Aldehydgruppen
6. In Leitungswasser mind. 15 min fließend wässern zur Entwicklung des roten Farbtons
7. 3 min Mayer's Hämalaun[25] zur Kernfärbung
8. 5 min fließend wässern in Leitungswasser zum Bläuen
9. Aufsteigende Alkoholreihe (Punkt 2 in umgekehrter Reihenfolge)
10. 2 min in Xylol-Bad
11. Eindeckeln mit Marienfeld 100 Deckgläsern [26] und dem xylolhaltigen Biomount™ –Eindeckmedium[27].

---

[23] Merck, Darmstadt

[24] Merck, Darmstadt

[25] Fa. Merck, Darmstadt

[26] 24 x 50 mm, Artikelnummer 5820, Fa. Paul Marienfeld GmbH & Co. KG, Lauda-Königshofen

Material und Methoden

2.4.3 Immunhistochemie

Für die Darstellung von PCNA und Desmin wurde die Avidin-Biotin-Komplex (ABC)-Peroxidase-Technik mit dem Chromogen 3,3'-Diaminobenzidin (DAB) angewandt. Um Pipettierschwankungen und Unterschiede zwischen den verwendeten Glas-Racks bezüglich der Verweildauer in den Lösungen weitgehend auszugleichen, wurde die Reihenfolge der Schnitte in den Küvetten gruppenalternierend gewählt. Das im Anschluss beschriebene immunhistochemische Protokoll wurde für beide Färbungen verwendet.

Als initialer Schritt erfolgte die Deparaffinierung und Hydrierung des Gewebes im Xylol-Bad (2 mal 5 min) und einer absteigenden Alkoholreihe bis a.d. (100-96-70% Ethanol je 2 min).

Um die endogene Peptidase zu blockieren wurde im Dunkeln eine 20 minütige Inkubation mit Methanol-H_2O-Gemisch durchgeführt. Dieses Gemisch wurde aus 180 ml Methanol [28] und 20 ml 30%igem Wasserstoffperoxid [29] hergestellt und lichtgeschützt zur Verwendung gebracht. Im Anschluss wurde nach kurzem Schwenken in PBS-Puffer[30] ein zweimaliger Wasch-Schritt in PBS-Puffer-Lösung auf einer Rüttlerplatte[31] vorgenommen.

---

[27] Synthetic Mounting Medium, SPI Supplies Inc.,West Chester, Pennsylvania, USA

[28] Carl Roth GmbH & Co. KG, Karlsruhe

[29] Merck, Darmstadt

[30] Fa. Sigma-Aldrich Laborchemikalien GmbH, Seelze

[31] Fa. IKA® Werke GmbH & Co. KG, Staufen

Material und Methoden

Während dem letzten Wasch-Durchlauf wurde als Vorbereitung für das Antigen-Retrieval in einer handelsüblichen Mikrowelle die citratgepufferte Antigen Unmasking Solution[32] in einem Verdünnungsverhältnis von 1:100 mit a.d. in einem Glas-Rack zum Kochen gebracht und die histologischen Schnitte für 10 min in der Lösung weiter gekocht. Nach dem behutsamen Abkühlen und Umsetzen in eine normaltemperierte Glasküvette mit PBS-Puffer erfolgten wiederum zwei Waschschritte in PBS-Lösung wie oben beschrieben.

Im Anschluss wurden die Schnitte abgeklopft, in einer sog. feuchten Kammer (Eigenbau) waagrecht gelagert und mit einem Fettstift umrandet. Die Blockade des endogenen Avidins und Biotins erfolgte mit einem Blocking-Kit[33] nach folgendem Schema:

Tabelle 4: Blockade des endogenen Avidins und Biotins

Lösung „Avidin-Blocking-Solution" unverdünnt	15 min
kurz in PBS schwenken	
PBS Waschen	2 mal 5 min
Lösung „Biotin-Blocking-Solution" unverdünnt	15 min
kurz in PBS schwenken	
PBS Waschen	2 mal 5 min

Weiter erfolgte in der feuchten Kammer die Inkubation mit dem primären Antikörper (vgl. Tabelle 5), welcher nach dem angebenen Verhältnis in 10%igem Milchpulver-PBS-Gemisch verdünnt wurde[34]. Es wurde stets eine Negativkontrolle mitgeführt, welche mit einer Isotyp-Kontrolle (vgl. Tabelle 6) im entsprechenden Verdünnungsverhältnis inkubiert wurde.

---

[32] Vector Laboratories Inc., Burlingame, CA/USA

[33] Vector Laboratories Inc., Burlingame, CA/USA

[34] Milchpulver Fa. Carl Roth GmbH & Co. KG, Karlsruhe

Material und Methoden

Tabelle 5:   Primäre Antikörper für die Immunhistologie

Färbung	Primärer Antikörper	Hersteller	Verdünnungs-verhältnis*	Inkubationszeit
PCNA	Monoclonal Mouse Anti-Proliferating Cell Nuclear Antigen Clone PC10	Art.-Nr. M0879, Dako Cytomation GmbH, Hamburg	1:200	60 min
Desmin	Monoclonal Mouse Anti-Human Desmin Clone D33	Art.-Nr. M0760, Dako Cytomation GmbH, Hamburg	1:100	8 h

* Die Antikörper wurden in der angegebenen Verdünnung mit einer 10%igen Milchpulver-PBS-Lösung eingesetzt.

Tabelle 6:   Isotypkontrollen für die Immunhistologie

Färbung	Isotypkontrolle	Klon	Artikel-Nummer	Hersteller
PCNA	IgG2a, kappa, Murine Myeloma	Clone UPC10	M9144	Sigma-Aldrich Laborchemikalien GmbH, Seelze
Desmin	IgG1, kappa, Murine Myeloma	Clone MOPC21	M9269	

Nach der in Tabelle 5 angegebenen Inkubationszeit des primären Antikörpers und zweimaligem Waschvorgang in PBS-Puffer-Lösung erfolgte die Applikation des sekundären Antikörpers Biotinylated Anti-Mouse IgG [35] in einem Verdünnungs-Verhältnis von 1:300 mit 10%igem Milchpulver-PBS-Gemisch und die Inkubation über 30 min in der feuchten Kammer.

---

[35] Fa. Vector Laboratories Inc., Burlingame, CA/USA

Material und Methoden

Nach Schwenken und zweimaligem Waschen in PBS-Lösung über jeweils 5 min wurden die Schnitte mit Vectastain®[36] ABC-Kit[37] zur Verstärkung des gebildeten Enzymkomplexes 30 min inkubiert, in PBS-Lösung geschwenkt und zweimal 5 min in PBS-Puffer gewaschen.

Die DAB-Färbung erfolgte mit dem Peroxidase Substrate Kit DAB SK-4100[38] unter Lichtabschluss ohne $NiCl_2$-Zusatz. Die Inkubationszeit nach Aufpipettieren der DAB-Lösung betrug 5 min in der feuchten Kammer.

Nach kurzem Schwenken in einem PBS-Bad wurde 5 min mit Methylgrün[39] gegengefärbt.

Abschließend wurden die Schnitte in den Küvetten direkt (d.h. ohne Spülen in PBS-Lösung) in einer aufsteigenden Alkoholreihe (70-96-100% Ethanol je 2 min) dehydriert. Im Anschluss folgte das Eindecken mit Marienfeld 100 Deckgläsern und dem xylolhaltigen Biomount™ –Eindeckmedium.

2.5 Radioaktive Immunoassays (RIA)

2.5.1 Plasma-Renin-Aktivität mittels RIA

Renin (MW 40000 Da) wird in den juxtaglomerulären Zellen der Niere gebildet und bewirkt durch seinen proteolytischen Effekt eine Umwandlung von Angiotensinogen in das Dekapeptid Angiotensin I (MW 1300 Da). Angiotensin I wird durch das Angiotensin Converting Enzym (ACE) weiterprozessiert zum biologisch aktiven

---

[36] Linaris Biologische Produkte GmbH, Wertheim-Bettingen

[37] Anmerkung: Das ABC-Reagens ist mindestens eine halbe Stunde vor Gebrauch anzusetzen und bei Raumtemperatur zu lagern.

[38] Vector Laboratories Inc., Burlingame, CA/USA

[39] Methyl Green, Dako Cytomation GmbH, Hamburg

Material und Methoden

Oktapeptid Angiotensin II. Angiotensin II besitzt eine sehr kurze Halbwertszeit, vermittelt aber hochpotente vasokonstriktorische Effekte. Da die Plasma-Renin-Aktivität (PRA) in direkter Relation zur Konzentration an Angiotensin I steht, kann eine quantitative radioimmunologische Bestimmung von Angiotensin-I zur PRA-Bestimmung herangezogen werden. Es wurde der kommerzielle Kit RENCTK der Firma DiaSorin GmbH, Dietzenbach, verwendet.

Die wesentlichen Schritte der Testdurchführung sind einerseits die Bildung von Angiotensin I unter optimalen Bedingungen (in Anwesenheit von enzymhemmendem PMSF (Phenylmethylsulfonylfluorid) und einem pH von 6,0) und andererseits der Vergleich der mit Angiotensin I beschichteten Teströhrchen („coated tubes") zwischen einem bei 37°C inkubierten und einem nichtinkubierten Ansatz als Probenleerwert. Das Prinzip des verwendeten RIA beruht auf der Kompetition zwischen mit ^{125}Iod radioaktiv markiertem Angiotensin I und dem in den Proben enthaltenen Angiotensin I um eine limitierte Anzahl von an die Röhrchenwand gebundenen Antikörperbindungsstellen. Demnach ist nach der Inkubation die Signalstärke und damit die Menge des rezeptorgebundenen markierten Angiotensin I umgekehrt proportional zur Konzentration des freien Angiotensin I in den Kalibratoren und Proben. Als jeweiliges Probensample wurde beim Versuchsende gewonnenes EDTA-Plasma eingesetzt. Aus dem Ansatz von Probe, PMSF- und Pufferlösung wurden je 200 µl auf Eis belassen oder bei 37°C für 90 min inkubiert und danach eisgekühlt. Anschließend wurde der Röhrcheninhalt vorsichtig abgesaugt und die Radioaktivität der Röhrchen mit einem γ-Counter[40] gemessen. Die Angiotensin I-Konzentrationen werden aus der Kalibrationskurve automatisch vom γ-Counter bestimmt. Die PRA errechnet sich aus der Differenz der der Angiotensin I-Konzentration der inkubierten (37°C) Probe und der eisgekühlten (4°C) Probe bezogen auf 1,5 h Inkubationszeit. Die Messung der Proben erfolgte als Doppelbestimmung nach einer dreifachen Standardreihe. Als zusätzliche Kontrolle

---

[40] Cobra^{TM}-II Auto-Gamma, Fa. Canberra-Packard, Groningen, Niederlande

Material und Methoden

der Reliabilität der Messung wurde eine vom Hersteller bereitgestellte Positivkontrolle mitgeführt.

2.5.2 Aldosteronbestimmung mittels RIA

Aldosteron ist ein Steroidhormon mit einem molekularen Gewicht von 360 Da, wird in der Zona glomerulosa der Nebennierenrinde synthetisiert und regelt in der Hauptsache die renale Elektrolytausscheidung und –retention. In der distalen Henle-Schleife bewirkt Aldosteron eine Erhöhung der Resorption der Natrium- und Chlorid-Ionen vom tubulären Lumen und geht einher mit einer erhöhten Exkretion von Kalium und Wasserstoff-Ionen. Die Natrium- und Chlorid-Retention verursacht in der Regel eine gesteigerte Osmolalität der extrazellulären Flüssigkeit, welche wiederum die neurohypophysäre ADH-Ausschüttung erhöht, was (über den Einbau von Aquaporinen in die tubuläre Wand) zur Wasserretention und einer Erhöhung des Durstgefühls führt.

Messungen der Aldosteronkonzentration erfolgten in Plasma und 24-h-Urin der Ratten. Aufgrund des episodischen Verlaufs der Aldosteronkonzentration ist eine Messung im Plasma oder Serum als Momentaufnahme zu bewerten und mit der gebotenen Vorsicht zu interpretieren. Als verlässlicherer Parameter gilt die Messung in 24h-Sammel-Urin. Aliquots des 24h-Sammelurins wurden während der periodischen Haltung der Tiere in metabolischen Käfigen (vgl. Punkt 2.3.5) asserviert. Die Gewinnung von EDTA-Plasma erfolgte wie unter Gliederungspunkt 2.3.7 beschrieben. Proben beider Art wurden portioniert bei -20°C gelagert.

Zur Aldosteronbestimmung in Plasma und 24h-Sammelurin kam im vorliegenden Fall der Kit ALDOCTK[41] zur Anwendung. Das Testprinzip beruht auf der Kompetition von radioaktivem, ^{125}Iod-markierten Aldosteron mit dem in den Proben enthaltenen „freien" Aldosteron um eine limitierte Anzahl an Antikörperbindungsstellen. Als Trennmethode werden mit Antiserum gegen Aldosteron (Kaninchen) beschichtete

---

[41] DiaSorin GmbH, Dietzenbach

Material und Methoden

Röhrchen, sog. „coated tubes", verwendet. Nach der Inkubation ist die Menge des wandgebundenen radioaktiven Aldosterons umgekehrt proportional zur Konzentration des freien Aldosterons in Kalibratoren und Proben.

Die Aldosteronbestimmung in den Urinproben erfolgte nach Säurehydrolyse von Aldosteron-18-Glykuronat[42]. Abweichend von der mitgelieferten Betriebsanweisung wurde die Bestimmung in einem Lösungsverhältnis von 50µl hydrolisierter Urin-Probe auf 150µl Nullkalibrator durchgeführt. Das Plasma wurde unverdünnt eingesetzt.

Die mit den Proben sowie dem Tracer über 20 Stunden inkubierten Teströhrchen wurden nach Ablauf dieser Zeit vorsichtig abgesaugt und die Radioaktivität der Röhrchen mit einem γ-Counter gemessen. Es erfolgte auf Basis der mit dreifachem Standard durchgeführten Kalibrationskurve eine Berechnung der Aldosteronkonzentrationen in den als Doppelbestimmung gemessenen Proben. Für die Urinproben war dieser Wert noch mit dem Verdünnungsfaktor und dem Hydrolyse-Faktor zu korrigieren.

2.6 Proteinurie-Nachweis mittels ELISA

Die Bestimmung der Albuminurie wurde durch die Asservierung von Proben des 24h-Sammelurins während der periodischen Haltung der Tiere in metabolischen Käfigen (vgl. Gliederungspunkt 2.3.5) ermöglicht. Die Proben wurden bis zur Messung bei -20°C tiefgefroren. Ein kommerzieller ELISA-Kit[43] zur quantitativen Bestimmung von Albumin im Harn von Ratten kam zur Anwendung.

Hierbei handelt es sich um einen Festphasen-Enzymimmunoassay als direkten, kompetitiven Test. An die Kavitäten der Mikrotiterplatte ist Ratten-Albumin gebunden, während der Inkubation (über zwei Stunden) wird die Bindung eines anti-Ratten-

---

[42] 100µl Urin auf 1 ml 0,1 molare HCl in gestopften Glasröhrchen über 20 Stunden bei 30° C

[43] Celltrend GmbH, Luckenwalde

Material und Methoden

Albumin-Antikörpers an die Platte durch das „freie", in der Probe enthaltene Albumin kompetitiv gehemmt. Das Waschen der Mikrotiterplatten nach Abschluss der Immunreaktion entfernt den nicht wand-gebundenen Antikörper. Da der verwendete Antikörper mit Peroxidase konjugiert ist, kann der gebundene Anteil nun mit einer TMB-Chromogen-Lösung quantifiziert werden. Die Zugabe von Säure (nach 15 min) stoppt die bei Raumtemperatur unter Lichtabschluss abgelaufene Chromogen-Reaktion, die im Anschluss bei 450 nm Wellenlänge gemessene Absorption[44] verhält sich umgekehrt proportional zur Albumin-Konzentration der Probe. Die Quantifizierung der Messungen erfolgt durch eine 1:4-Verdünnungsreihe (mit Verdünnungspuffer) des Standardkonzentrats (c = 10 ng/ml). Die Urinproben werden im Verdünnungsverhältnis 1:100 gemessen, was sich auch bei polyurischen diabetischen Ratten als praktikabel erwiesen hat. Die Messungen erfolgten in Doppelbestimmung.

2.7 Elektrolyte, Lipidprofil und Kreatinin

In Kooperation mit dem Institut für Klinische Chemie der Universität Regensburg wurden im Harn und im Plasma der Tiere bestimmte Parameter gemessen. Die Urinproben wurden im Rahmen der periodischen Haltung in den metabolischen Käfigen (vgl. Gliederungspunkt 2.3.5) gewonnen und ebenso wie die Serum-Proben aliquotiert bei -20°C gelagert. Die Bestimmung erfolgte mit den Serum-Proben in einem Durchgang, um Kalibrationsschwankungen und ähnliche Störfaktoren weitgehend auszuschließen.

Die folgende Tabelle veranschaulicht, welche Parameter im jeweiligen Medium bestimmt wurden.

---

[44] Photometer MWG-Biotech AG, Ebersberg

Material und Methoden

Tabelle 7:   Elektrolytbestimmungen in Serum und Urin

	Na	K	Ca	Crea	Chol	HDL	LDL	VLDL	Triglyzeride
Einheit	mmol/l				mg/dl				
Urin	•	•	•						
Serum	•	•	•	•	•	•	•	•	•

Für jedes im Versuch befindliche Tier existieren somit (vgl. Tabelle 2) Daten der vier Urin-Proben (der 11., 15., 19. und 24 Lebenswoche) und einer Serumprobe (nach Versuchsende in der 25. Lebenswoche).

2.8 Polymerase-Ketten-Reaktion

2.8.1 RNA-Extraktion

Die Extraktion der RNA aus Nieren- und Nebennierengewebe erfolgte nach der Lagerung bei -80°C mit einem RNeasy®-Kit[45]. Es wurden ausschließlich RNAse-freie Materialien verwendet.

In der Praxis wurde nach dem mitgelieferten Handbuch des Herstellers[46] das Gewebe zunächst homogenisiert und in Gegenwart eines ß-Mercaptoethanol- und Guadiniumisothiocyanat (GITC)-haltigen Puffers lysiert, um die im Lysat enthaltenen RNasen zu inaktivieren. Durch Zugabe von 70%igem Ethanol[47] wurden die Voraussetzungen für eine Bindung an die Silika-Gel-Säulen des Kits geschaffen, woran sich weitere Wasch-Schritte (mit Ethanol-haltigem Puffer) und die Elution der RNA vom Gel (mit RNase-freiem Wasser) anschlossen. Dabei erfolgte ein zusätzlicher DNase-Verdau nach Empfehlung des Herstellers mit dem RNase-free

---

[45] Qiagen GmbH, Hilden

[46] 3. Ausgabe, 2001-2006, Qiagen GmbH, Hilden

[47] Merck, Darmstadt

Material und Methoden

DNase Set [48] um Kontaminationen mit möglicherweise interferierender DNA weitestgehend auszuschließen.

Mit Hilfe des RNeasy®-Kits werden selektiv RNA-Moleküle isoliert, die sich aus über 200 Nukleotiden zusammensetzen. Dies ermöglicht, dass kleinere RNA-Fragmente wie tRNA, 5.8S rRNA und 5S rRNA, welche anteilig an der gesamten RNA bis zu 20 Massen-Prozent betragen, nicht im Eluat enthalten sind.

2.8.2 Photometrische Konzentrationsbestimmung

Zur Bestimmung der Konzentration und der Reinheitskontrolle der in den Eluaten enthaltenen RNA wurde ihre Absorption bei 230, 260, 280 und 320 nm vermessen[49]. Die Absorptionsbestimmung erfolgte somit im UVC und im beginnenden UVB-Spektralbereich. Die Verdünnung der Eluate zur photometrischen Vermessung betrug 1:50, es wurden Doppelbestimmungen der gleichen Probenverdünnung durchgeführt. Die Konzentrationsbestimmung der RNA (c(RNA)) erfolgte nach dem Lambert'schen Gesetz:

$$A = \varepsilon \times d \times c$$

(A: Absorption, ε: Extinktionskoeffizient, d: Schichtdicke, c: Konzentration der Substanz)

Verunreinigungen der Proben können durch bestimmte Quotienten (Ratios) abgeschätzt werden. Konkret kann an dem Verhältnis A_{260}/A_{280} die Reinheit der isolierten RNA beurteilt werden. Optimalerweise rangiert dieser Quotient bei neutralen bis leicht alkalischen Bedingungen zwischen Werten von 1,5 und 2,0. Proteinkontaminationen verringern diese Werte. Eine hohe Absorption bei 230 nm weist auf Verunreinigungen durch Kohlenhydrate, Peptide, Phenole oder aromatische Verbindungen hin. Auch Trübungen der Lösung und andere

---

[48] Qiagen, Hilden

[49] Gene Quant Pro RNA-DNA-Calculator, Fa. Biochrome Ltd., Cambridge, Großbritannien

Material und Methoden

Störfaktoren können photometrisch detektiert werden. Hierzu wird der Absorptionswert bei 320 nm Wellenlänge herangezogen, welcher bei reinen Proben annähernd null betragen sollte.

2.8.3 Reverse Transkription der RNA in komplementäre DNA (cDNA)

Die Real-Time-PCR (RT-PCR) ist eine molekularbiologische Methode zum qualitativen und quantitativen Nachweis der Expression von mRNA. Voraussetzung für die spezifische Amplifikation einzelner mRNA ist die Synthese von cDNA (*complementary DNA*, komlementäre DNA), bei der durch das Enzym Reverse Transkriptase aus der isolierten Gesamtmenge an RNA komplementäre DNA-Kopien hergestellt werden. Nahezu alle mRNA-Moleküle sind am 3'-Ende polyadenyliert. Die oligo-dT-Nukleotide sind mit ihren Thymidin-Oligomeren komplementär zum Poly-A-Schwanz der mRNA aufgebaut und bilden so mit diesem einen DNA/RNA-Doppelstrang, welcher der reversen Transkriptase als Ausgangspunkt zur Synthese der cDNA dient [116]. Während der reversen Transkription werden RNasen durch RNasin inhibiert. RNasin, ein Protein aus humaner Plazenta, bildet nicht-kovalente äquimolare Komplexe mit RNasen aus, ist nur unter nicht-denaturierenden Bedingungen einsetzbar und benötigt für seine korrekte Funktion reduzierende Pufferbedingungen. Neben der zu transkribierenden RNA, RNasin, Reverser Transkriptase, Puffersubstanzen und Oligo-dT-Primern enthält der Transkriptionsansatz die vier Desoxynukleosid-Triphosphate (*dNTP's*) als Substrate. Nachstehende Tabelle 8 erläutert den Ansatz für die cDNA-Synthese.

Material und Methoden

Tabelle 8: Ansatz für die cDNA-Synthese

Reagens	Konzentrationen	Hersteller	Volumen [µl]
mRNA (1µg)			x
RNase-freies Wasser		Aqua ad injectabilia, Braun, Melsungen	14 – x
Oligo-dT-Primer		Invitrogen GmbH, Karlsruhe	1,5
RT-Puffer 5 x		Invitrogen GmbH, Karlsruhe	6
dNTP's	10 mM	Art.18427-013, Invitrogen GmbH Karlsruhe	6
RNAsin	(40 U/µl)	Promega, Mannheim	1
Reverse Transkriptase	(200 U/µl)	Art.12236-014 Invitrogen GmbH, Karlsruhe	1,5
Gesamtvolumen			30

Nachdem zunächst die mRNA (mit dem RNase-freien Wasser) und dem Oligo-Primer (d.h. die ersten drei Punkte der obenstehenden Tabelle 8) in Eppendorf Cups (1,5 ml) auf Eis einpipettiert und kurz gevortext wurden, kam es bei der Inkubation über 3 min bei 70°C im Thermomixer[50] zur Auflösung von RNA-Sekundärstrukturen und zur Aktivierung des Oligo-dT-Primers. Im Anschluss wurden die die restlichen Bestandteile des Ansatzes nach Tabelle 8 hinzugegeben und 60 min bei 37°C im Thermoblock inkubiert. Eine 2 minütige Behandlung bei 95°C stoppte die Aktivität der Reversen Transkriptase. Es wurde für jede Probe eine RT⁻-Kontrolle mitgeführt, diese enthielt statt der Reversen Transkriptase RNase-freies Wasser. Nach erfolgter Transkription wurde das Endvolumen auf 150 µl aufgefüllt und die Proben für die weitere Verwendung im Rahmen von konventioneller PCR oder RT-PCR bei -20°C gelagert.

---

[50] Falc Instruments S.r.l., Treviglio, Italia

Material und Methoden

2.8.4 Primer Etablierung mit konventioneller PCR, Gradienten-PCR und Agarose-Gelen

Die verwendeten Primer wurden mit dem Programm PrimerExpress® v2.0 der Firma Applied Biosystems, Foster City (CA-USA), entworfen. Dieses benützt optimierte Algorithmen für die Verwendung mit dem Taqman® Real-Time-Detection-PCR-System (Applied Biosystems). Die verwendeten Primer wurden mit dem gesamten Genom verglichen (http://www.ncbi.nlm.nih.gov/blast/) und auf eventuelle Pseudogen-Kreuzreaktionen hin überprüft. Bei RTD-PCRs kamen Systeme ohne Sonden für eine Verwendung mit SYBRGreen® Mastermix[51] zur Anwendung. Um die Amplifikation genomischer DNA auszuschließen wurden die Primer Intron-überspannend entworfen und bei RTD-PCRs generell RT⁻-Kontrollen mitgeführt (vgl. Gliederungspunkt 2.8.3). Sämtliche Primer wurden von der Firma Operon Biotechnologies GmbH, Köln, bereitgestellt.

Die Etablierung der für die RTD-PCR verwendeten Primer wurde zunächst mit konventioneller PCR-Technik und dem nachfolgenden Auftragen auf Agarose-Gel realisiert. Hierbei kamen Geräte der Firma Thermo Hybaid MBS, Heidelberg, zur Verwendung, welche mit verschiedenen Primerkonzentrationen beschickt wurden. Der optimale Temperaturverlauf wurde mittels Gradienten-PCR ermittelt.

---

[51] Qiagen GmbH, Hilden

Material und Methoden

Der konventionelle PCR-Ansatz folgte nachstehendem Schema mit einem Gesamtvolumen von 20µl.

Tabelle 9: Ansatz für konventionelle PCR

	Hersteller	Volumen
cDNA		10 µl
PCR-Puffer 10 x (mit MgCl$_2$)	Roche Diagnostics GmbH, Mannheim	2 µl
dNTP	Art.18427-013, Invitrogen GmbH Karlsruhe	1 µl
Taq-Polymerase[52]	Roche Diagnostics GmbH, Mannheim	1 µl
Aqua ad injectabilia	Braun, Melsungen-D	4 µl
Primer	Operon Biotechnologies GmbH, Köln	2 µl
Gesamtvolumen		20 µl

Die konventionelle PCR wurde in einem Multiblocksystem[53] nach folgendem Schema durchgeführt:

Tabelle 10: Temperaturverlauf und Zyklenzahl bei konventioneller PCR

Temperatur in ° C	Dauer	Zyklenzahl
94	5 min	1
94	30 s	40
56	30 s	
72	30 s	
72	5 min	1
4	HOLD	

---

[52] Das Enzym wurde in E.coli-Stämmen geklont und verfügt laut Hersteller über keine Endo- und Exonuklease-Aktivität. Es besteht aus einer einzelnen Polypeptid-Kette mit einem Molekulargewicht von etwa 95 kDa. Der für die maximale Aktivität empfohlene pH liegt bei etwa 9 (bei 20° C eingestellt) und einer Arbeitstemperatur von 75° C.

[53] Thermo Hybaid MBS, Heidelberg

Material und Methoden

Der in Tabelle 10 dargestellte Temperaturverlauf verdeutlicht die drei essentiellen Schritte jeder PCR-Technik [117]:

Denaturierungsphase (*Melting*): Zunächst wird die vorliegende DNA auf 94°C erhitzt, um den Doppelstrang aufzuspalten. Die Wasserstoffbrückenbindungen, die die Struktur der Doppelhelix bedingen, werden hierbei aufgelöst. Im ersten Zyklus wird die DNA über längere Zeit (hier 5 min) erhitzt, um sicherzustellen, dass sich sowohl die Ausgangs-DNA als auch die Primer vollständig voneinander getrennt haben und nur noch Einzelstränge vorliegen[54].

Hybridisierungsphase (*Primer Annealing*): Nach der Trennung der beiden Stränge im ersten Schritt wird die Temperatur abgesenkt, es kommt zur Anlagerung der Primer an die komplementären Stränge der DNA. Die Zusammenlagerung der ursprünglichen beiden DNA-Stränge wird durch im Überschuss eingesetzten Primer unwahrscheinlich gemacht. Die Temperatur während dieser Phase hängt von den verwendeten Primern ab. Wird die Temperatur zu hoch gewählt, kann es sein, dass die Primer nicht an die DNA andocken, wird zu niedrig temperiert, kommt es möglicherweise zur fehlerhaften Anlagerung an nicht-komplementäre Strukturen.

Elongation (*Polymerisation*): Im Anschluss synthetisiert die DNA-Polymerase, ein hitzestabiles, ursprünglich aus Thermus aquaticus[55] isoliertes Enzym, die fehlenden Strangsequenzen beginnend vom 3'-Ende des angelagerten Primers mit freien Nukleotiden. Der Primer verbleibt am synthetisierten Einzelstrang als Startpunkt. Die

---

[54] Die für die Multiplex-PCR verwendete Taq-Polymerase von Roche Diagnostics GmbH, Mannheim, benötigt im Unterschied zur im SYBR® Green Mix enthaltenen AmpliTaq Gold® DNA Polymerase diesen „*hot-start*-Schritt" nicht zur Aktivierung.

[55] Ein hitzestabiler Bakterienstamm, der in über 70° C heißen Quellen isoliert wurde. Die Taq-Polymerase besitzt in ihrer ursprünglichen Form ein Aktivitätsmaximum bei 74° C und einem pH von 8,0. Die DNA-Syntheserate liegt bei etwa 2800 Nucleotiden pro Minute.

Material und Methoden

Temperatur wird in Abhängigkeit der verwendeten DNA-Polymerase in der Regel zwischen 68 und 72°C gewählt [117].

Die PCR-Tubes wurden jeweils mit cDNA und Negativkontrollen bestückt. Die entstandenen PCR-Produkte wurden in Portionen von 18 µl mit 2 µl Loading Dye Solution [56] auf Agarose-Gel (1,5% oder 2%) aufgetragen. Zur Herstellung wurde das Gemisch aus 3 g Agarose [57] mit 200 ml TBE-Puffer in einer handelsüblichen Mikrowelle in einem Erlenmayer-Kolben aufgekocht und vorsichtig entnommen. Sodann erfolgte die Zugabe von 6 µl Ethidiumbromid[58]. Ethidiumbromid interkaliert in doppelsträngige DNA, wodurch die Fluoreszenz bei Anregung mit UV-Licht messbar erhöht wird [118]. Die Mischung wurde mit einem Laborrührer[59] homogenisiert, auf etwa 55°C abgekühlt und in einen Gelrahmen mit Kamm gegossen. Nach etwa einer Stunde wurde das bei Raumtemperatur polymerisierte Gel aus dem Rahmen gelöst und in den Elektrophorese-Apparat[60] in 1x TBE-Puffer eingelegt. Nach Einpipettieren der PCR-Produkte mit Loading Dye wanderten diese aufgrund ihrer durch Phosphatgruppen negativierten Gesamtladung unter einer Gleichspannung von 10 V pro cm Laufstrecke im Gel in Richtung der Anode[61]. Die Größe der PCR-Produkte bzw. die Geschwindigkeit der Wanderung im elektrischen Feld wurde mit

---

[56] MBI-Fermentas GmbH, St. Leon-Rot; Loading Dye wurde 6fach konzentriert eingesetzt, das enthaltene Glyzerin ermöglicht ein exaktes Einpipettieren der PCR-Produkte in die von einem Kamm geformten Wells des Gels. Der EDTA-Zusatz bindet divalente Metall-Kationen und inhibiert metall-abhängige Nukleasen.

[57] LE Agarose, Biozym GmbH, Oldendorf

[58] Merck, Darmstadt

[59] MR2000, Heidolph, Lab Logistics Group GmbH, Meckenheim

[60] Owl Separation Systems Inc., Portsmouth, USA

[61] Biometra Power Pack P25 und Consort E835

Material und Methoden

GeneRuler™ 100 bp DNA Ladder Plus[62] standardisiert. Unter UV-Licht[63] ließen sich nach etwa 45 min die einzelnen DNA-Banden vergleichend betrachten und mit einer Digitalkamera[64] dokumentieren.

Die mRNA-Expression der Aldosteronsynthase und von Renin wurde in der Nebenniere gemessen, Nephrin und α-sma in der Niere. Die Bestimmung von Renin in der Nebenniere versuchte, der Hypothese eines möglicherweise durch lokale Reninsynthese in der Nebenniere getriggerten systemischen Hyperaldosteronismus nachzugehen. ß-Aktin diente jeweils als „Housekeeping" Gen. „Housekeeper" sind Gene, die als essentiell für den Erhalt der Zellfunktion anzusehen sind, annähernd ubiquitär exprimiert werden und deren Transkription nicht von den experimentellen Bedingungen beeinflusst wird [119].

Tabelle 11 gibt Auskunft über die verwendeten Primer und entsprechenden PCR-Produkte.

---

[62] MBI-Fermentas GmbH, St. Leon-Rot

[63] Gel Doc 2000, BioRad Laboratories GmbH, München

[64] Power Shot A95, Canon

Material und Methoden

Tabelle 11: Primer und PCR-Produkte

Interne Bezeichnung	Offizielles Symbol	Accession Code (mRNA)	Gen	Lokalisation	Forward-Primer (5'-3')	Reverse-Primer (5'-3')	Größe des PCR-Produkts
asm actin α-sma	ACTA2 (interim symbol)	NM_031004	smooth muscle alpha-actin	Chr. 1	GGA GAT CAC AGC CCT CGC T	GAG AAG CCA GGA TGG AGC C	101 bp
renin	REN1	NM_012642	renin1	Chr. 13	ATC TTT GAC ACG GGT TCA G	TTC CAC CCA CAG TTA CCA CA	199 bp
nephrin	NPHS1	NM_022628	nephrosis 1 homolog, nephrin (human)	Chr. 1	TAT CAC CAA GGT GCT GAA GG	GTC CAT TCG TAC TTC ATC ATA GAG	120 bp
Cyb Aldosteron-synthase	CYB11b2	NM_012538	cytochrome P450, family 11, subfamily B, polypeptide 2	Chr. 7	CTG CTT CAC CAT ATG CTG	ATC TGC ACA TCC TCT TGT C	62 bp
bAktin ß-Aktin	ACTB	NM_031144	actin, beta	Chr. 12	CCT GGG TAT GGA ATC CTG TG	CAG TGA GGC CAG GAT AGA GC	250 bp

Material und Methoden

2.8.5 Real-time-Detection-PCR

In der vorliegenden Arbeit wurde als Abkürzung für die sogenannte Real-time-PCR der Begriff RTD-PCR (Real Time Detection PCR) gebraucht.

Ein RTD-PCR-System besteht im Grunde aus der Kombination eines PCR-Gerätes mit einem Fluoreszenz-Detektor[65]. Der im verwendeten PCR Mastermix[66] enthaltene Farbstoff SYBR® Green wird interkalierend in doppelsträngige DNA eingebaut und gibt in dieser Form Fluoreszenz-Signale ab, welche beim Aufschmelzen der DNA reversibel sind. Aufgrund der unspezifischen Anlagerung von SYBR® Green wurden Intron-überspannende Primer gewählt, um die Amplifikation von (eventuell auch nach dem DNAse-Verdau noch vorhandener) genomischer DNA auszuschließen. Unerwünscht anfallende Nebenprodukte und die Zusammenlagerung von Primer-Dimeren können anhand der Dissoziationskurve oder mittels Polyacrylamid-Gel-Elektrophorese der Amplifikate weitgehend ausgeschlossen werden. Eine Dissoziationskurve veranschaulicht graphisch die Dissoziation doppelsträngiger DNA (y-Achse) im Verhältnis zur Temperatur der Umgebung (x-Achse).

Der in vorliegender Arbeit verwendete SYBR® Green PCR Mastermix enthält alle für die PCR benötigten Substanzen[67] bis auf die jeweiligen Primer, das Template (also zu amplifizierende cDNA) und Wasser. Die Probenvorbereitung, PCR-Setup, Amplifikation und die Analyse der Amplifikate erfolgte räumlich strikt getrennt nach den Empfehlungen von Applied Biosystems [120] und den Richtlinien der Good Laboratory Practice [121].

---

[65] Im konkreten Fall ABI Prism® 7900 HT Sequence Detection System, Applied Biosystems

[66] Qiagen GmbH, Hilden

[67] SYBR Green I Dye Fluoreszenzfarbstoff, AmpliTaq Gold® DNA Polymerase, dNTPs und optimierte Pufferkomponenten

Material und Methoden

Die RTD-PCR wurde in einem 20µl-Ansatz auf 384-Well-Platten durchgeführt und enthielt jeweils 5 µl der verdünnten cDNA-Lösung aus Gliederungspunkt 2.8.3 für die Verwendung als PCR-Template, 1 µl Primer-Mix[68], 4 µl Aqua ad injectabilia und 10 µl des SYBR® Green PCR Mastermix. Die eigentliche PCR erfolgte in zwei Schritten: zunächst wurden alle zu bestimmenden Proben mit einem gepoolten Standard auf einer Platte aufgetragen und das Sample der in der Relation höchsten Konzentration ermittelt. Im zweiten Schritt wurde eine Verdünnungsreihe dieser Probe angefertigt und als Standard verwendet, die Bestimmung der restlichen Proben erfolgte im zweiten Durchlauf im Rahmen von Doppelbestimmungen.

Tabelle 12: Temperaturverlauf der RTD-PCR

Stage	Zeitdauer	Temperatur	Zyklenzahl
1	2:00 min	50° C	1
2	0:15 min	95° C	1
3	0:15 min	95° C	
	0:30 min	56° C	40
	0:30 min	72° C	
4	0:15 min	95° C	1
	0:15 min	65° C	1
	0:15 min	95° C	1
	HOLD	04° C	

Die Notwendigkeit zur Adaptation des obigen Schemas war nach den Ergebnissen der Gradienten-PCR und Primer-Verdünnungs-Reihen (vgl. Gliederungspunkt 2.8.4) nicht gegeben. Im Anschluss an die Synthese-Phase unter Stage 3 erfolgte eine Dissoziationskurvenanalyse mit einer Ramp Rate von 2%. C_T-Werte des Amplifikationsplots wurden mit der SDS 2.2.2 Software von ABI bestimmt und in der Standardkurve gegen die Kopienanzahl der dsDNA („Quantity") aufgetragen.

---

[68] r- und f-Primer wurden nach Angaben des Herstellers in RNAse-freiem Wasser gelöst und im Anschluss im Verhältnis 1:1:8 H_2O in die PCR eingesetzt.

Material und Methoden

Als endogenes Referenzgen („Housekeeping Gen", „Housekeeper") kam ß-Aktin zur Anwendung. „Housekeeper" sind Gene, die als essentiell für den Erhalt der Zellfunktion anzusehen sind, annähernd ubiquitär exprimiert werden und deren Transkription nicht von den experimentellen Bedingungen beeinflusst wird [119]. Die C_T-Werte dieses Referenzgens dürfen im Proben- und Kontrollgewebe nicht systematisch variieren. Sie dienen dazu, als endogene Kontrolle Unterschiede zwischen den einzelnen Samples bezüglich der RNA-Qualität und Variationen der Effizienz der Reversen Transkription auszugleichen [122].

Die relative Quantifizierung der Genexpression wurde mit Hilfe der Standardkurvenmethode durchgeführt [120]. Hierzu wurde anhand der im ersten Lauf festgelegten maximalkonzentrierten Probe eine mindestens in vier Schritten 1:10 verdünnte Standard-Reihe angefertigt (um sicher nicht den Messbereich der Samples in einen interpolierten Standardbereich zu verlegen). Für jede cDNA Probe wurde die Menge des Zielgens und der endogenen Referenz ß-Aktin mit Hilfe der Standardkurve ermittelt. Anschließend wurde der Konzentrationswert des Zielgens durch die Konzentration des in der jeweiligen Probe gemessenen Housekeeping Gens dividiert. Dieser Quotient beschreibt somit in Form einer relativen Quantifizierung die auf das Referenzgen normalisierte Menge („Quantity") des Zielgens in der jeweiligen cDNA. Die jeweiligen PCR-Effizienzen für Zielgen und Housekeeper wurden von der Software automatisch berücksichtigt.

Material und Methoden

2.9 Kraniales MRT

Um Mikro- und Makroangiopathien auch auf cerebraler Ebene nachzuweisen, wurden in Kooperation mit dem Neuroradiologischen Institut der Universität Regensburg am Bezirksklinikum Regensburg in einem 3 Tesla-Magnet-Resonanz-Tomographen die Gehirne von Vertretern der ZDF- und ZDL-Gruppen gescannt. Hierzu wurden die Tiere mit jeweils 0,1 ml Xylazin 2% und 0,3 ml Ketamin 10% i.p. anästhesiert. Leider war es nicht möglich, in der 22./23. Lebenswoche radiologische Korrelate einer Angiopathie nachzuweisen.

2.10 Statistische Auswertung

Die statistische Auswertung der im Rahmen der vorliegenden Arbeit gewonnen Daten erfolgte mit der Software SPSS 12.OG[69]. Alle abhängigen Variablen des Versuchs können als intervall-skaliert betrachtet werden, somit wurde im ersten Schritt in einem einfaktoriellen varianzanalytischen Verfahren (ANOVA) mit dem Zwischensubjekt-Faktor Versuchsgruppe mit 7 Stufen überprüft, ob sich Overall-Effekte zeigten. Bei einem signifikanten Haupteffekt wurden Post-Hoc-Mittelwertsvergleiche (Student t-Tests) zwischen den sieben Versuchsuntergruppen gerechnet. Das Signifikanzniveau wurde dabei für multiple Vergleiche nach der Methode von Bonferroni korrigiert.

Bei Verlaufsdaten wie etwa den biometrischen Daten o.ä. wurde zunächst unter MS Excel[70] die Area-under-the-Curve (AUC) für alle Zeitpunkte hinweg bestimmt. Dieser intervall-skalierte Wert wurde auch nach den eben beschriebenen statistischen Verfahren (ANOVA, Post-Hoc-Tests) ausgewertet.

---

[69] 1989-2003 SPSS Inc., Chicago, USA

[70] 1985-2003, Microsoft Corporation, USA

3 Ergebnisse

3.1 Biometrische Daten

3.1.1 Körpergewicht

Sämtliche der im Versuch befindlichen Tiere zeigten über den Beobachtungszeitraum hinweg bei den im wöchentlichen Abstand erfolgten Messungen des Körpergewichts eine kontinuierliche Zunahme, welche sich mit Beginn der Medikation um die 15. Lebenswoche auf einem relativ konstanten Niveau einpendelte.

Wie nachstehende Graphik verdeutlichen soll, nahmen die ZDF-Tiere anfangs sehr rasch an Gewicht zu. Etwa fünf bis sechs Wochen später dagegen stagnierte das Körpergewicht der ZDF-Tiere und wurde so von den Vertretern der ZDL-Kontrollgruppe übertroffen.

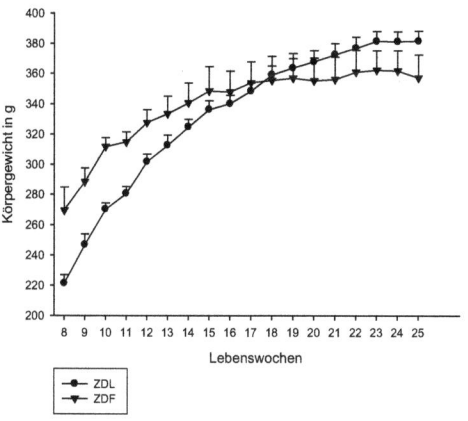

Abbildung 1: Körpergewicht ZDL- und ZDF-Gruppe (MW ± SEM)

Die Verabreichung einer Hochsalzdiät der ZDL- und der ZDF-Tiere führte nicht zu einem signifikanten Zurückbleiben des Körpergewichts gegenüber den jeweiligen

Ergebnisse

Normaldiät-Kontrollgruppen. Nachstehende Graphiken verdeutlichen die weitgehend deckungsgleiche Gewichtsentwicklung.

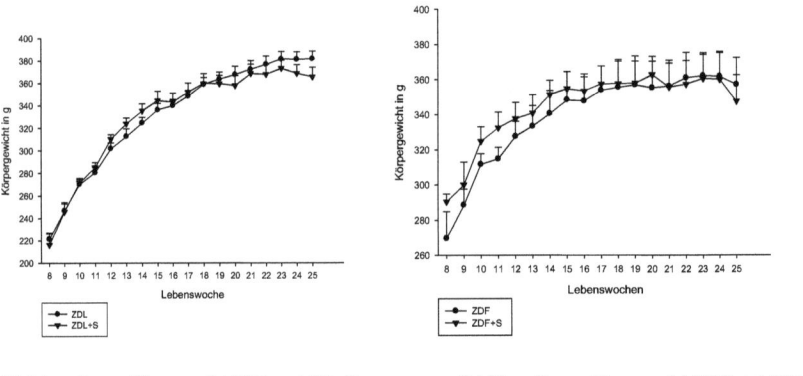

Abbildung 2:   Körpergewicht ZDL und ZDL-S   Abbildung 3:   Körpergewicht ZDF und ZDF-S

Die Medikation mit Eplerenon zeigte bei mit Normaldiät gefütterten Tieren keine signifikanten Unterschiede bezüglich der Körpergewichtsentwicklung (vgl. Abbildung 4).

Ergebnisse

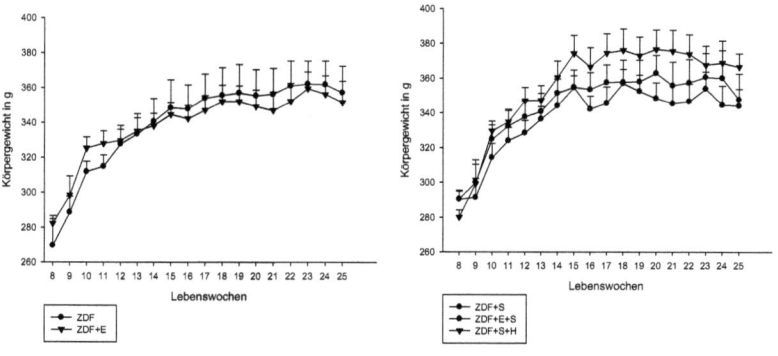

Abbildung 4: Körpergewicht ZDF und ZDF-E   Abbildung 5: Körpergewicht ZDF-S, ZDF-E-S, ZDF-H-S

Die Medikation mit Hydralazin führte bei Tieren unter Hochsalzdiät zu einer Erhöhung des Körpergewichts im Vergleich zur ZDF-S und noch mehr zur ZDF-S-E-Gruppe. Die Area-under-the-Curve zwischen dem Medikationsbeginn in der 15. Woche und dem Versuchsende in der 25. Woche zeigte keine signifikanten Unterschiede zwischen den verschiedenen Gruppen, sodass lediglich auf die beschriebenen Trends hingewiesen werden kann. Alle Graphen zeigen die jeweiligen Mittelwerte der Gruppen ± SEM.

Ergebnisse

3.1.2 Tibia-Länge

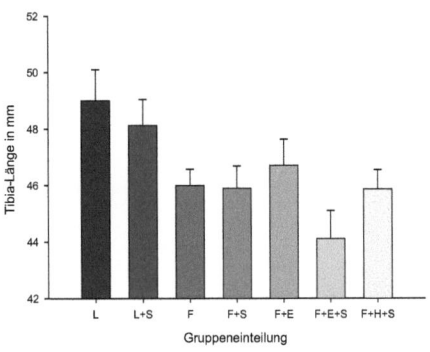

Abbildung 6: Tibia-Länge (MW ± SEM)

Wie obenstehende Ergebnisse präsentieren, divergieren die einzelnen Versuchsgruppen nur minimal in der erreichten Endgröße, wobei ZDL-Tiere (vor allem unter Normal-, jedoch auch unter Hochsalzdiät) tendenziell höhere Werte aufweisen. Dies lässt sich in paralleler Weise auch aus der bereits erläuterten Entwicklung der Körpermassen nachvollziehen (vgl. Punkt 3.1.1), während ZDF-Tiere anfangs sehr schnell ein hohes Gewicht erreichten, pendelte sich dies relativ bald auf einem stabilen Niveau ein. Dieses Gewichts-Plateau wurde im Verlauf der 18. Lebenswoche von den ZDL-Tieren noch übertroffen. Als mögliche Erklärung für das höhere Körpergewicht der ZDL- und ZDL-S-Tiere zum Zeitpunkt des Versuchsendes war wohl neben einem höheren Muskelanteil auch die höhere Körpergröße (vgl. Abbildung 6) zu werten.

Ergebnisse

3.1.3 Glukose-Konzentration

Im wöchentlichen Abstand erfolgte die Bestimmung der Glukose-Konzentrationen (vgl. Gliederungspunkt 2.3.2) bei jedem einzelnen Versuchstier. Wie nachstehende Abbildung 7 veranschaulicht, existierten von Anfang an (d.h. ab dem Versuchsbeginn in der 8. Lebenswoche) hochsignifikante Unterschiede der venösen Glukose-Konzentrationen zwischen diabetischen Tieren und den Kontrolltieren.

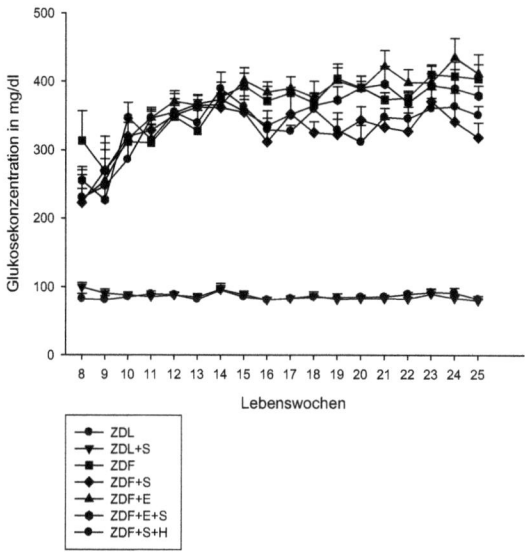

Abbildung 7: Glukosekonzentration im Verlauf (MW ± SEM)

Ergebnisse

Wie nachstehende Abbildung 8 noch detaillierter aufzeigt, unterschieden sich die ZDL- und ZDL-S-Gruppe nicht, jedoch bleibt zu vermerken, dass die Verabreichung einer Hochsalzdiät bei ZDF-Tieren zu etwas niedrigeren Blutzuckerspiegeln führte.

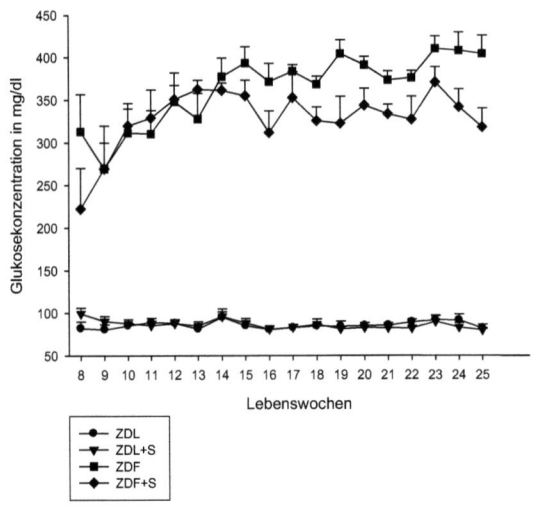

Abbildung 8: Glukosekonzentration ZDL, ZDL-S, ZDF, ZDF-S (MW ± SEM)

Abbildung 9 zeigt, dass der beschriebene Unterschied zwischen der ZDF- und der ZDF-S-Gruppe über den Verlauf integriert signifikant ist, die AUC wurde für den Zeitraum ab Medikationsbeginn (also ab der 15. Lebenswoche) bis zum Versuchsende bestimmt. Dieser Mechanismus der Supprimierung der Glukosekonzentration durch Hochsalzdiät lässt sich – wenn auch auf nicht signifikantem Niveau – im Vergleich zwischen der ZDF-E und der ZDF-E-S-Gruppe nachvollziehen (vgl. Abbildung 9).

Ergebnisse

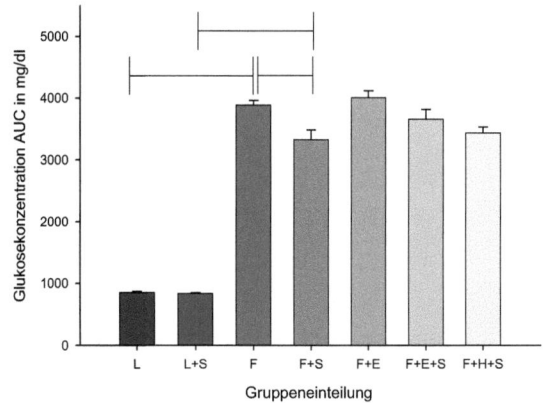

Abbildung 9:   Glukosekonzentration AUC 15-24. LW (MW ± SEM)

3.1.4 Blutdruck

Die wöchentlichen Messungen des Blutdrucks mittels der tail-cuff-Methode wie unter Gliederungspunkt 2.3.1 beschrieben, wurden zur Area under the Curve zusammengefasst und in untenstehendem Balkendiagramm Abbildung 10 dargestellt.

Signifikante Unterschiede ergab der direkte Vergleich der ZDL- mit den ZDF-Tieren, wobei die ZDL-Kontrollgruppe höhere systolische Blutdrücke aufwies als die ZDF-Gruppe. Bei der Betrachtung von Abbildung 10 wird deutlich, dass die Verabreichung einer Hochsalzdiät bei ZDL-Tieren nur zu einer geringfügigen Erhöhung des Blutdrucks führt, während dieser Effekt bei ZDF-Tieren stärker ausgeprägt ist. Dies wird im Folgenden als Salzsensitivität des Blutdrucks bei der ZDF-Ratte bezeichnet [86, 87].

Die Medikation mit Eplerenon führte insbesondere bei ZDF-Tieren unter Hochsalzdiät zu einer Senkung des Blutdrucks. Ein direkter Vergleich der ZDF-S mit der ZDF-E-S-Gruppe mittels eines Student'schen t-Tests für unabhängige Stichproben ergab T = 0,015 ohne Korrektur für multiples Testen.

Ergebnisse

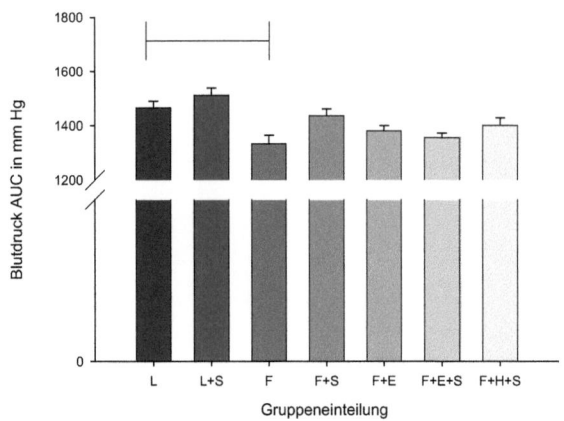

Abbildung 10:   Systolischer Blutdruck AUC 15.-24.LW (MW ± SEM)

3.1.5 Organgewichte

Die Massen der in der 25. Lebenswoche entnommenen Nieren unterschieden sich signifikant (p < 0,05) bis hochsignifikant (p < 0,01) bezüglich der einzelnen Versuchsgruppen.

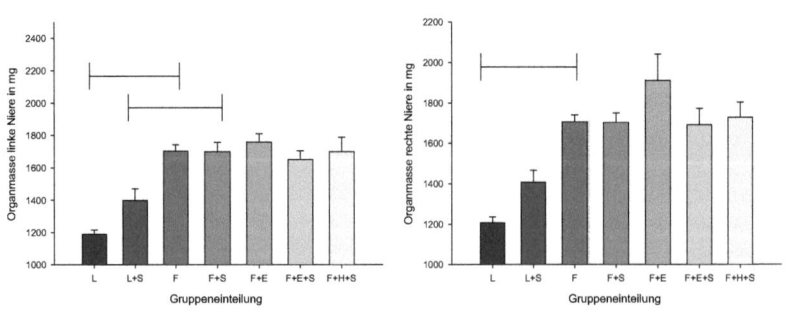

Abbildung 11:   Organmasse linke Niere (MW ± SEM)   Abbildung 12:   Organmasse rechte Niere (MW ± SEM)

Ergebnisse

Vor allem bei ZDL-Tieren führt die Hochsalzdiät zu einer Zunahme der Nierenmasse, während sich dieser Effekt bei ZDF-Tieren nicht beobachten lässt. ZDF-Tiere zeigen hochsignifikant höhere Organmassen als ZDL-Tiere.

3.1.6 Masse der Nebennieren

Unter Salzbelastung kommt es sowohl bei ZDL- wie auch bei ZDF-Tieren zu einer – wenn auch nicht signifikanten - Reduktion der Nebennieren-Gesamtmasse. Die Medikation mit Eplerenon steigert die Nebennierenmassen (Vergleich ZDF und ZDF-E), eine Hochsalzdiät unter Eplerenongabe senkt dagegen das Organgewicht wiederum (Vergleich ZDF-E und ZDF-E-S). Obwohl keiner dieser Trends in der ANOVA auf signifikantem Niveau dargestellt werden konnte, zeigte ein direkter Vergleich mittels Student'schem t-Test einen signifikanten Unterschied der Gruppen ZDF-S vs. ZDF-E-S (p = 0,025).

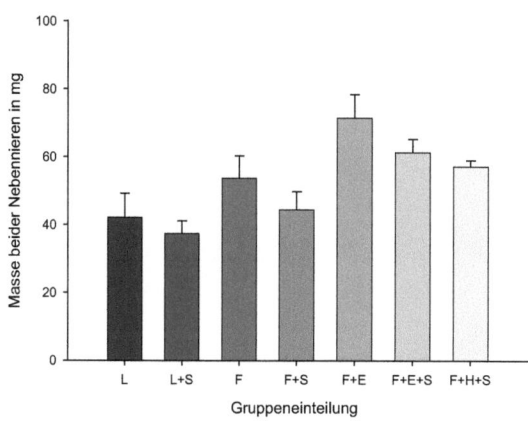

Abbildung 13: Gesamtmasse Nebennieren (MW ± SEM)

Ergebnisse

3.1.7 Hämatokrit

Der am Versuchsende mittels einer vollautomatischen Handzentrifuge bestimmte Hämatokrit wies keine signifikanten Unterschiede zwischen den einzelnen Versuchsgruppen auf. Tabelle 13 gibt Auskunft über die jeweiligen Hkt-Mittelwerte, die Standardabweichungen und –fehler.

Tabelle 13:   Hämatokrit

Gruppe	Mittelwert des Hkt	Standardabweichung	Standardfehler
ZDL	43,8	5,3	1,8
ZDL-S	42,4	3,3	1,2
ZDF	43,0	6,3	2,1
ZDF-S	45,8	5,4	1,8
ZDF-E	41,8	4,8	1,8
ZDF-S-E	45,2	5,3	1,8
ZDF-S-H	44,8	6,4	2,4

3.2 Futtermenge

Wie aus untenstehendem Verlaufsdiagramm Abbildung 14 ersichtlich wird, unterschieden sich die ZDF-Tiere massiv in der Futter-Aufnahme von der ZDL-Gruppe und konsumierten unabhängig von der verabreichten Salzdiät fast doppelte Futtermengen. Der direkte Vergleich ZDL und ZDL-S sowie ZDF und ZDF-S ergibt in dieser Darstellung keine augenfälligen Unterschiede.

Ergebnisse

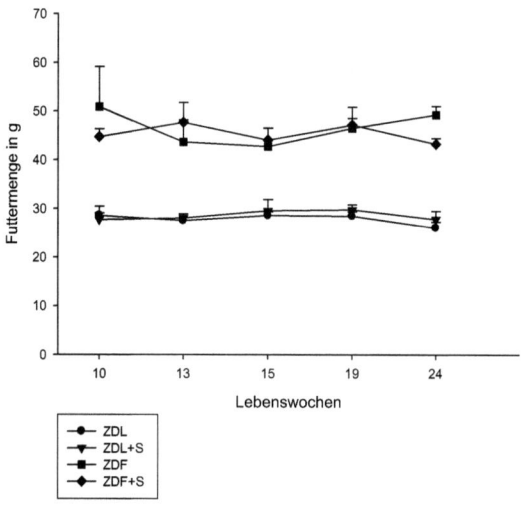

Abbildung 14:   Futtermenge ZDL, ZDL-S, ZDF, ZDF-S (MW ± SEM)

Anders dagegen verhält sich die Darstellung der Area under the Curve ab dem Zeitpunkt des Medikations- und Diät-Beginns bis zum Versuchsende. Hier gewinnt man den Eindruck (wenn auch auf nicht signifikantem Niveau), dass die Verabreichung einer Hochsalzdiät bei ZDF-Tieren eine verminderte Futteraufnahme bewirkt. Hochsalzdiät führte ansonsten aber weder in der ZDL noch in der ZDF-E-Gruppe zu einer verminderten Nahrungsaufnahme. Signifikante Unterschiede der Futtermengen-AUC finden sich lediglich zwischen der ersten und der zweiten Gruppe zu allen restlichen Gruppen.

Ergebnisse

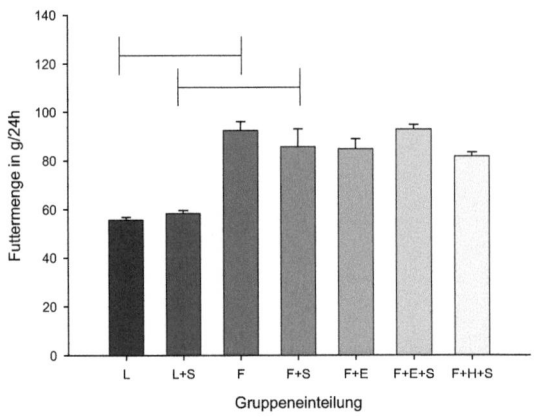

Abbildung 15: Futtermenge AUC 15-24. LW (MW ± SEM)

3.3 Wasserverbrauch

Während der Aufenthalte in den metabolischen Käfigen wurde der Wasserverbrauch jedes im Versuch befindlichen Tieres im vierwöchentlichen Abstand ermittelt. Aus nachstehenden beiden Diagrammen wird die Entwicklung der Trinkmengen über den Versuchszeitraum deutlich (Darstellung MW ± SEM).

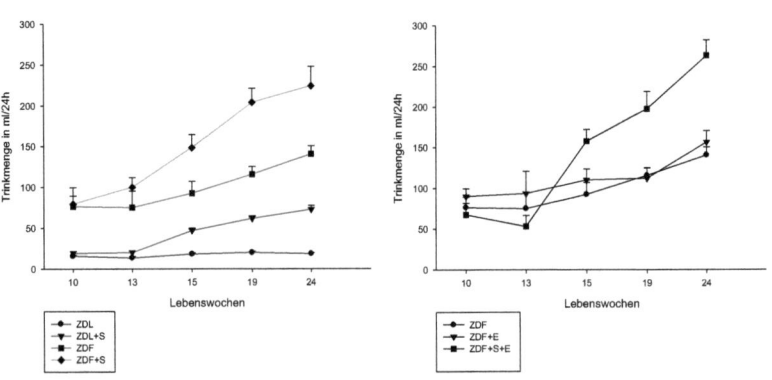

Abbildung 16: Wasseraufnahme ZDL, ZDL-S, ZDF, ZDF-S   Abbildung 17: Wasseraufnahme ZDF, ZDF-E, ZDF-E-S

Ergebnisse

Linksstehende Graphik zeigt die Wasseraufnahme der Untergruppen ohne Medikation, also ZDL, ZDF sowie die jeweiligen Hochsalzdiät-Parallelgruppen. Deutlich ist zu sehen, dass bereits zum Zeitpunkt der ersten Messung nach Lieferung der Tiere (8. Lebenswoche) die ZDF-Tiere höheren Flüssigkeitsbedarf gegenüber den ZDL-Tieren zeigten. Dieser Effekt verstärkte sich im weiteren Versuchsverlauf mit Einstellung einer voll ausgeprägten diabetischen Stoffwechsellage noch weiter. Die Verabreichung einer Hochsalzdiät steigerte das Durstgefühl und die Wasseraufnahme der Ratten ebenfalls. Dieser Effekt überstieg jedoch nicht die Auswirkungen einer diabetischen Stoffwechsellage, so erreichte die Wasseraufnahme der ZDL-S-Tiere nicht das Niveau der ZDF-Tiere.

Die rechtsstehende obige Abbildung veranschaulicht die Entwicklung der Trinkmengen der ZDF, ZDF-E und ZDF-E-S-Gruppen. Während die zusätzliche Medikation mit Eplerenon keine wesentlichen Effekte auf das Trinkverhalten der Tiere zeigte, stieg der Wasserkonsum mit Verabreichung einer Hochsalzdiät enorm an, wobei die ZDF-E-S noch deutlich über der in der linksstehenden Graphik abgebildeten Trinkmenge der ZDF-S-Gruppe rangierte (vgl. auch Abbildung 18), da zusätzlich zur – durch die Hochsalzdiät – gedrosselten Aktivität des Renin-Angiotensin-Systems noch der Effekt der diuretisch wirksamen Aldosteronblockade zu verzeichnen war.

Ergebnisse

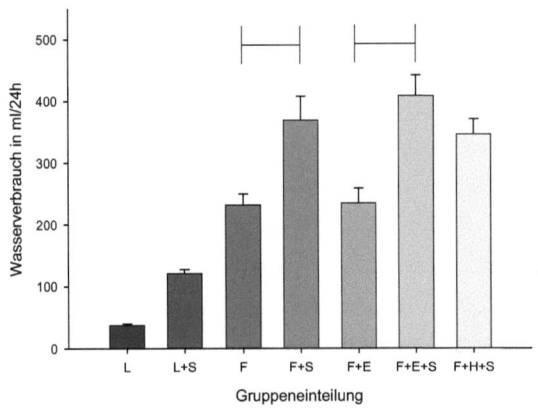

Abbildung 18: Wasserverbrauch AUC 15.-24. LW (MW ± SEM)

3.4 Urinausscheidung

Weitgehend analog zur Wasseraufnahme verlief auch die Entwicklung der Urinausscheidung. Die jeweiligen Urinvolumina wurden im Rahmen der Haltung in den Metabolischen Käfigen im vierwöchigen Abstand bestimmt. Abbildung 19 verdeutlicht die diuretische Wirkung einer Hochsalzdiät [71] sowie die osmotische Diurese[72], welche bereits ab dem Versuchsbeginn bei den diabetischen ZDF-Tieren zu beobachten war. Abbildung 20 zeigt die Wirkung des Diuretikums Eplerenon, zu beobachten ist im Vergleich mit der ZDF-Gruppe eine gesteigerte Urinausscheidung, welche im Schnitt um etwa 45 ml über dem Niveau der Kontrollgruppe rangierte.[73] Die Abbildung 21 führt die Entwicklung der Urinmengen der ZDF-S, ZDF-S-E und

---

[71] d.h. Vergleich der Gruppen ZDL und ZDL-S sowie ZDF und ZDF-S

[72] Im Vergleich zur ZDL-Kontrollgruppe

[73] Allerdings bei einem relativ hohen Standardfehler von 18,2 (ZDF) bzw. 23,5 ml (ZDF-S).

Ergebnisse

ZDF-S-H-Gruppen vor Augen. Insbesondere bei Betrachtung der AUC über die Versuchsphase (vgl. Abbildung 22) wurde die diuretische Wirkung von Eplerenon unter Salzbelastung deutlich (ZDF-E vs. ZDF-E-S Signifikanzniveau p = 0,001 nach Bonferroni-Korrektur). Alle Graphen zeigen Mittelwerte ± Standardfehler.

Ergebnisse

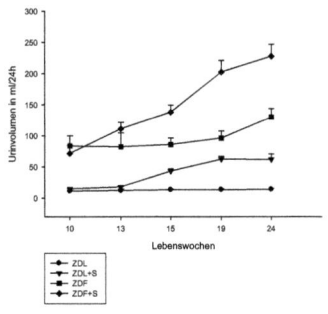

Abbildung 19: Urinvolumina L, F, LS, FS (MW ± SEM)

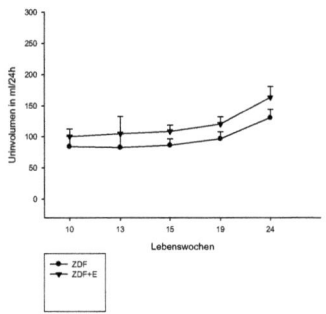

Abbildung 20: Urinvolumina F, FE (MW ± SEM)

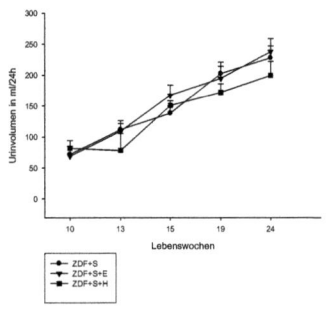

Abbildung 21 : Urinvolumina FS, FSE, FSH (MW ± SEM)

Ergebnisse

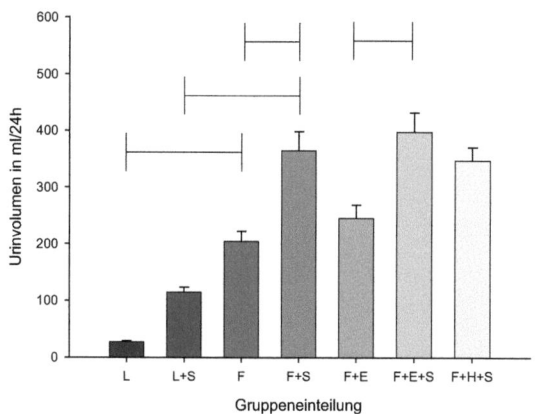

Abbildung 22:   Urinvolumen AUC 15.-24. Lebenswoche (MW ± SEM)

3.5 Laufband-Konditionstestung

Einmal im Versuchsverlauf (in der 23. Lebenswoche) wurde auf dem Laufband eine ergometrische Belastungstestung zur Einschätzung der kardiovaskulären und konditionellen Belastungsfähigkeit der einzelnen Tiere vorgenommen. Wie unter Gliederungspunkt 2.3.6 dargestellt, handelte es sich um ein fünfstufiges Geschwindigkeits-Schema, bei dem jeweils nach fünf Minuten die nächsthöhere Laufbandgeschwindigkeit gewählt wurde, was für die Interpretation der nachstehenden Abbildung 23 von Bedeutung ist: bei der Angabe der gelaufenen Strecke handelte es sich also nicht um eine lineare, sondern um eine im zeitlichen Verlauf stetig gesteigerte Belastung. Zur Definition der Abbruchkriterien sei auf den Gliederungspunkt 2.3.6 verwiesen.

Ergebnisse

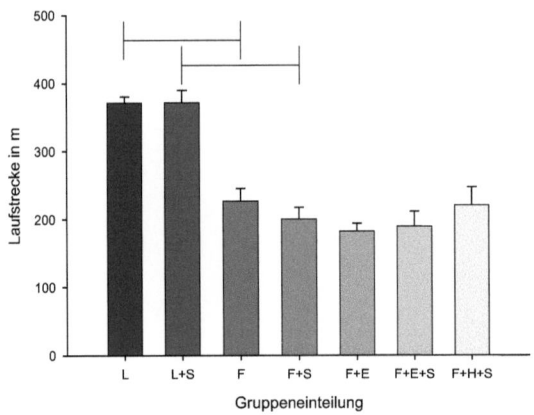

Abbildung 23:   Zurückgelegte Entfernung auf dem Laufband (MW ± SEM)

Obige Abbildung 23 veranschaulicht die höhere physische Leistungsfähigkeit der ZDL und ZDL-S-Tiere im Vergleich zu den ZDF-Ratten unabhängig von der Medikation und Diät auf einem hochsignifikanten Niveau. Die restlichen fünf Gruppen untereinander weisen keine signifikanten Unterschiede auf.

3.6 Plasma-Renin-Aktivität (PRA)

Die Bestimmung der Plasma-Renin-Aktivität (PRA) erfolgte durch eine quantitative radioimmunologische Bestimmung von Angiotensin-I wie in Punkt 2.5.1 beschrieben. Hierbei konnten Vorarbeiten der Arbeitsgruppe [123] zu bestätigt werden, wonach bei experimentellem Typ-2-Diabetes mellitus der ZDF-Ratten eine Hyporeninämie vorliegt: die Plasma-Renin-Aktivität der diabetischen ZDF-Ratten rangierte in der vorliegenden Untersuchung deutlich unter den Werten der nicht-diabetischen ZDL-Kontrollen, wenngleich es nicht gelang, diesen Zusammenhang auf signifikantem Niveau darzustellen (vgl. Abbildung 24). Die Verabreichung einer Hochsalzdiät führt bei ZDL-, ZDF- und ZDF-E-Tieren zu einer Renin-Suppression. Unter zusätzlicher

Ergebnisse

Eplerenonmedikation fand diese Suppression (im Vergleich mit der ZDF-S-Gruppe) in weniger ausgeprägtem Umfang statt.

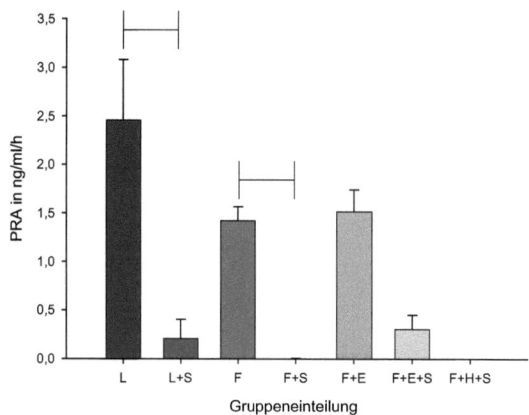

Abbildung 24: Plasma-Renin-Aktivität (MW ± SEM)

3.7 Aldosteron: Plasmakonzentration, mRNA-Expression und renale Ausscheidung

Ähnlich der Renin-Bestimmung erfolgte auch die Messung der Aldosteronkonzentration im Plasma der Versuchstiere auf radioimmunologischer Basis (vgl. Punkt 2.5.2). Abbildung 25 bestätigt im Zusammenhang mit der Interpretation der Ergebnisse der Plasma-Renin-Aktivität (siehe vorigen Gliederungspunkt) Vorarbeiten unserer Arbeitsgruppe, wonach bei experimentellem Typ-2-Diabetes der ZDF-Ratten ein hyporeninämischer Hyperaldosteronismus vorliegt [123]. ZDF-Ratten verfügen demnach im Vergleich mit ZDL-Kontrollen zwar über niedrigere Renin-Aktivitäten im Plasma, allerdings übertreffen sie diese interessanterweise (wenn auch auf nicht signifikantem Niveau) hinsichtlich der im Plasma vorliegenden Aldosteronkonzentrationen. Die Medikation mit einem Aldosteronrezeptorblocker (wie dem der vorliegenden Arbeit zugrunde gelegten Eplerenon) führt zu einer massiven Steigerung der Aldosteronkonzentration um den

Ergebnisse

Faktor 6,0. Im Rahmen eines Feed-back-Mechanismus kommt es bei Blockade der Rezeptoren zu einer Hochregulation der Syntheseleistung der Nebenniere. Die Verabreichung einer Hochsalzdiät führte - wie bereits bei der Renin-Plasma-Aktivität beobachtet – zu einer Suppression der Aldosteronausschüttung im Plasma. Während die Aldosteronsuppression unter Hochsalzdiät in Kontrolltieren komplett erfolgt, bleibt bei ZDF-Tieren interessanterweise ein gewisser Aldosteronspiegel bestehen.

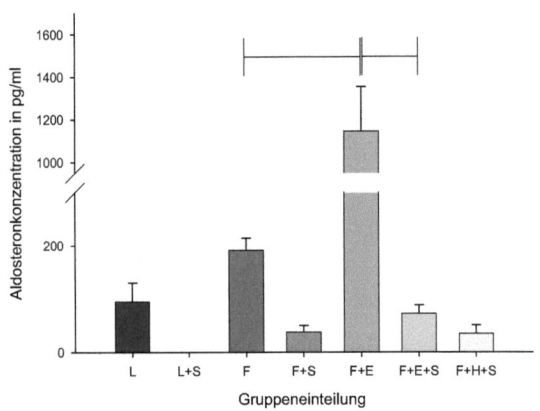

Abbildung 25: Aldosteronkonzentration im Plasma (MW ± SEM)

In Abbildung 25 zeigen sich die Ergebnisse der ZDF-E-Gruppe hochsignifikant unterschiedlich zu allen anderen Gruppen. Durch die massiv erhöhte Aldosteronkonzentration dieser Gruppe konnten die Unterschiede zwischen den restlichen Versuchsgruppen nicht auf signifikantem Niveau dargestellt werden. Im direkten, paarweisen Vergleich mittels t-Tests ohne Korrektur für multiples Testen konnten Signifikanzen gezeigt werden für den Vergleich ZDL vs. ZDL-S (p = 0,022), ZDL vs. ZDF (p = 0,036) und ZDF vs. ZDF-S (p < 0,001).

Nahezu identische Ergebnisse (mit analogen statistischen Problemen) zeigte auch die mRNA-Bestimmung der Aldosteronsynthase in der Nebenniere (vgl. Abbildung

Ergebnisse

26). Die Gruppe ZDF-E zeigte sich hochsignifikant (p < 0,001) unterschiedlich zu allen anderen Gruppen, weitere Unterschiede konnten erst im direkten t-Test-Vergleich ohne Korrektur für multiples Testen herausgearbeitet werden. Dabei zeigten sich Unterschiede für ZDL vs. ZDL-S (p < 0,001), ZDF vs. ZDF-S (p < 0,001) und ein Trend an der Signifikanzgrenze für ZDF-S vs. ZDF-E-S (p = 0,054).

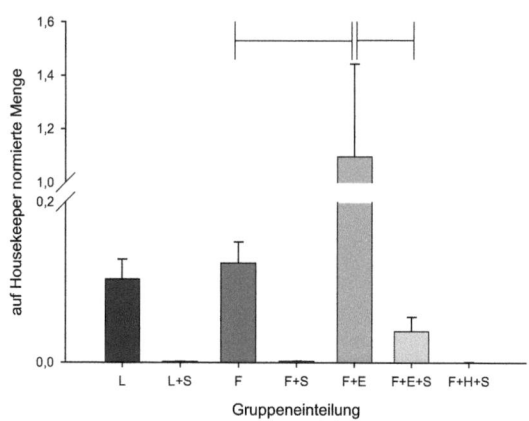

Abbildung 26:   Aldosteronsynthase CYB11b2 mRNA Expression (MW ± SEM)

Ähnliches ließ sich bei der Messung der Aldosteronausscheidung im Urin im Rahmen der Untersuchung in den metabolischen Käfigen beobachten. Untenstehende Abbildungen zeigen die Aldosteronausscheidung über den Zeitverlauf, angegeben sind jeweils Mittelwerte ± Standardfehler.

Ergebnisse

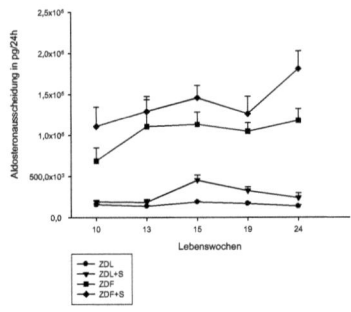

Abbildung 27: Aldosteronausscheidung im Urin, Gruppen L, LS, F, FS (MW ± SEM)

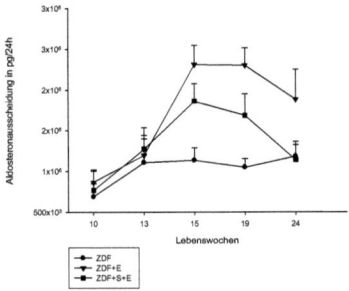

Abbildung 28: Aldosteronausscheidung im Urin, Gruppen F, FS, FES (MW ± SEM)

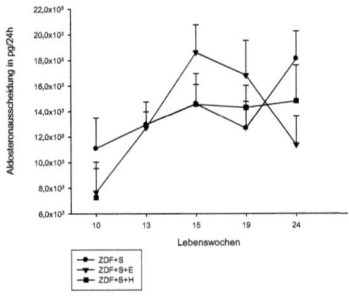

Abbildung 29: Aldosteronausscheidung im Urin, Gruppen FS, FES, FSH (MW ± SEM)

Ergebnisse

In Abbildung 30 dargestellt findet sich die AUC der Aldosteronausscheidung von Beginn der Medikation in der 15. Lebenswoche bis zum Versuchsende in der 24. LW. Die höchste Aldosteronausscheidung im Urin wiesen hierbei die Tiere der ZDF-E-Gruppe auf, was als eine Art „Überlauf-Phänomen" bewertet werden kann. Die Verabreichung einer Hochsalzdiät führte zumindest bei ZDL- und ZDF-Tieren zu einer erhöhten Ausscheidung von Aldosteron, was sich in einer niedrigen Plasmakonzentration äußerte (bei Salz-exzessiver Diät bestand ein geringerer Bedarf an physiologischer Aldosteronwirkung mit Wirkung einer Natrium-Retention). Der Vergleich der ZDF-S- mit der ZDF-E-S-Gruppe zeigte, dass eine Eplerenonmedikation zu erhöhter Aldosteronausscheidung führte, wenngleich der Effekt weniger eindrucksvoll ausfiel als im direkten Vergleich ZDF/ZDF-E. Eine Kombination von Aldosteronrezeptorblockade und Hochsalzdiät (ZDF-E-S) führte im Vergleich zur ZDF-E-Gruppe zu keiner Steigerung der renalen Aldosteronexkretion.

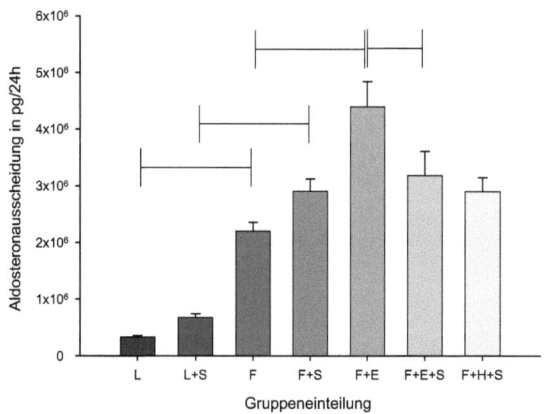

Abbildung 30: Aldosteronausscheidung im Urin AUC 15.-24. LW (MW ± SEM)

Ergebnisse

3.8 Einschub: Renin-mRNA-Expression in der Nebenniere

Bei Vorliegen eines hyporeninämischen Hyperaldosteronismus (vgl. Punkt 3.6 und 3.7) der ZDF-Ratten verbleibt zum gegenwärtigen Zeitpunkt die Frage, an welcher Lokalisation eine Triggerung der Aldosteronsynthese stattfindet bzw. ob die erhöhte Aldosteronkonzentration bei ZDF-Ratten eher auf einen verminderten Abbau zurückzuführen ist. Die Hypothese, dass bei ZDF-Tieren eine lokale Renin-Produktion der Nebenniere vorliegt, welche sozusagen „vor Ort" die Aldosteronsynthese dieses Organs anregt, konnte in diesem Versuch nicht bestätigt werden. Untenstehend finden sich die entsprechenden Amplifikationskurven sowie die Schmelzkurven des Renin-PCR-Produkts und des als „Housekeeper" verwendeten β-Aktin.

Ergebnisse

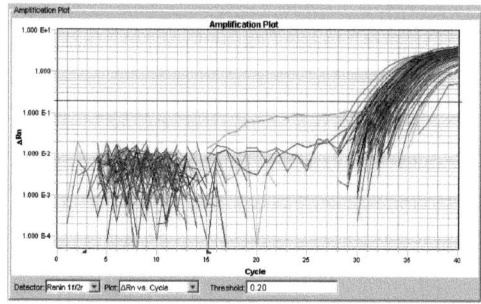

Abbildung 31: Renin Nebenniere Amplification Plot

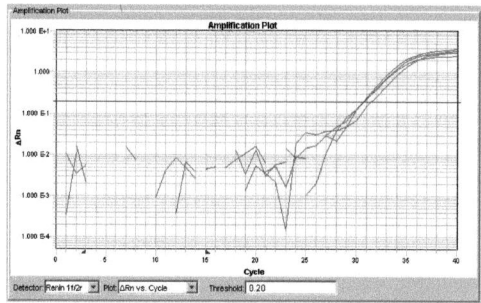

Abbildung 32: Renin RTmin-Kontrollen und Wasser Amplification Plot

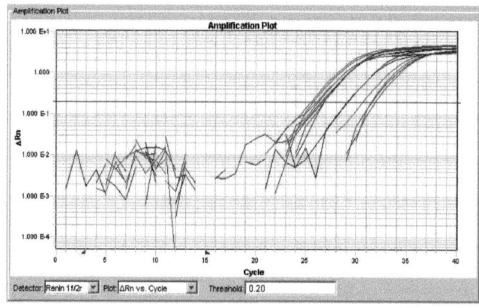

Abbildung 33: Renin Amplification Plot Positivkontrolle (Niere)

Ergebnisse

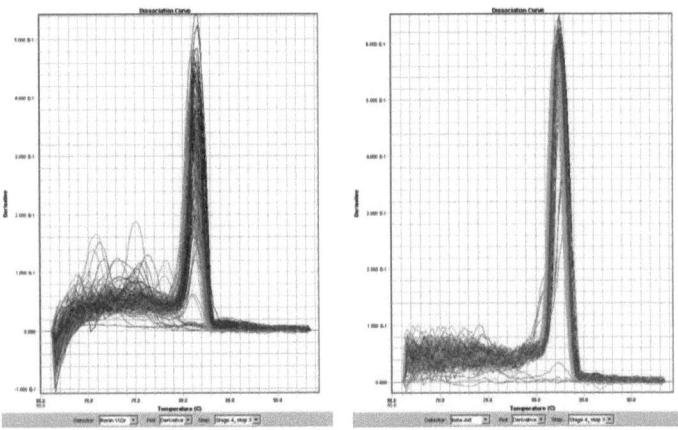

Abbildung 35: Dissoziationskurve Renin   Abbildung 34: Dissoziationskurve β-Aktin

Obenstehende Amplifikationskurven zeigen, dass die Konzentrationskurve von spezifischer mRNA für Renin in der Nebenniere in vergleichbarer Größenordnung lag wie in Wasser oder RT⁻-Kontrollen, während in als Positivkontrolle dienendem Nierengewebe reelle Konzentrationen gemessen werden konnten, welche etwa um den Faktor 100 000 höher rangierten.

3.9 Natrium

3.9.1 Natriumkonzentration im Serum

Die Natriumkonzentrationen im Serum zum Zeitpunkt des Versuchsendes unterschieden sich nicht signifikant. Auffällig erscheint jedoch, dass der Anstieg der ZDF-Gruppe im Vergleich zur ZDF-S-Gruppe deutlicher ausgeprägt ist als im Vergleich der ZDL vs. ZDL-S-Gruppe. Der Anstieg der Natriumkonzentration unter Salzbelastung scheint annähernd analog dem Anstieg des Blutdrucks unter Salzbelastung zu erfolgen (vgl. Gliederungspunkt 3.1.4).

Ergebnisse

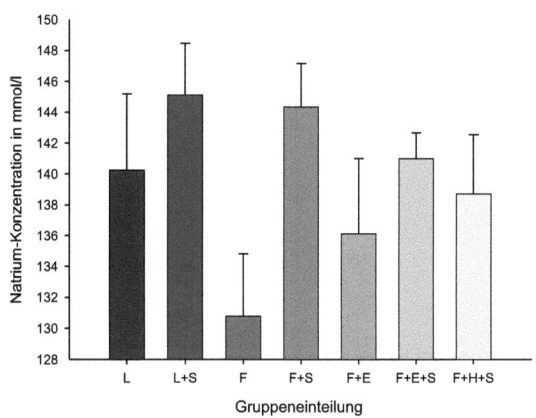

Abbildung 36: Natrium-Konzentration im Serum (MW ± SEM)

3.9.2 Renale Natrium-Ausscheidung

Um weitgehend konstante Natrium-Konzentrationen im Serum zu gewährleisten, gelang es den unter Hochsalzdiät befindlichen Tieren sehr gut, das mit der Nahrung aufgenommene Natrium renal auszuscheiden.

Die untenstehenden drei Abbildungen (Abbildung 37 bis Abbildung 39) zeigen die Natriumausscheidung im 24-h-Sammelurin in Abhängigkeit der verschiedenen Gruppen (MW ± SEM).

Ergebnisse

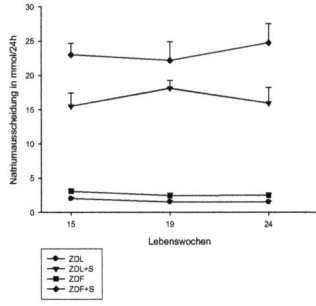

Abbildung 37: 24h-Natriumausscheidung, Gruppen L, LS, F, FS (MW ± SEM)

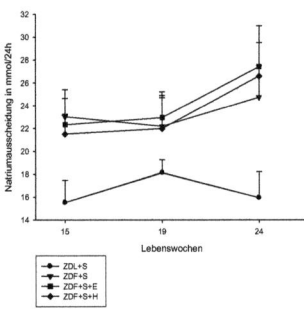

Abbildung 38: 24h-Natriumausscheidung, Gruppen LS, FS, FSE, FSH (MW ± SEM)

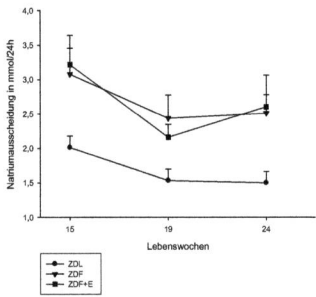

Abbildung 39: 24h-Natriumausscheidung, Gruppen L, F, FE (MW ± SEM)

Ergebnisse

Abbildung 40 zeigt die Mittelwerte der AUC der Natriumausscheidung im Urin über den Versuchszeitraum. Auffällig erscheint die hochsignifikant (um etwa den Faktor 10) erhöhte Natriumexkretion unter Hochsalzdiät unabhängig von der Gruppezugehörigkeit.

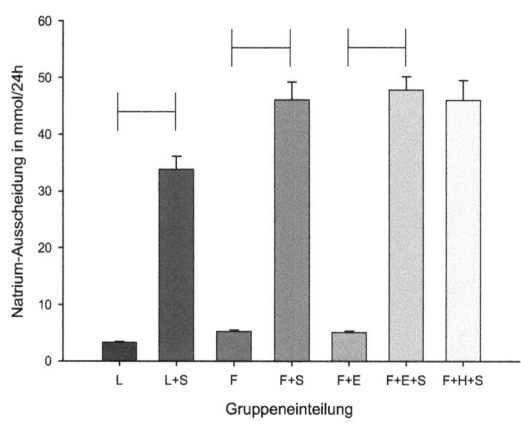

Abbildung 40:   Natrium-Ausscheidung AUC im Urin 15.-24. LW (MW ± SEM)

3.10 Kalium

3.10.1 Kalium-Konzentration im Serum

Aldosteron fördert die Natrium-Retention und erhöht physiologischerweise die Ausscheidung von Kalium. Eplerenon vermittelt seine diuretische Wirkung auf der Basis einer Reduktion der Natrium-Rückresorption, vermindert die Ausscheidung von Kalium und zählt aus diesem Grunde für Katzung und Trevor zu den sogenannten kaliumsparenden Diuretika [124].

Der Hyperaldosteronismus der ZDF-Tiere führte nicht zu einer erniedrigten Kaliumkonzentration im Serum gegenüber den ZDL-Kontrollen. Unter Aldosteronblockade mit Eplerenon kam es zu keiner Steigerung der Kalium-Konzentration im Vergleich mit der ZDF-Gruppe. Unter Salzbelastung (welche den

Ergebnisse

Effekt der Aldosteronblockade verstärkt) zeigte sich eine weitere Reduktion der Kaliumkonzentration im Serum. Alle genannten Beobachtungen ließen sich nicht auf signifikantem Niveau darstellen.

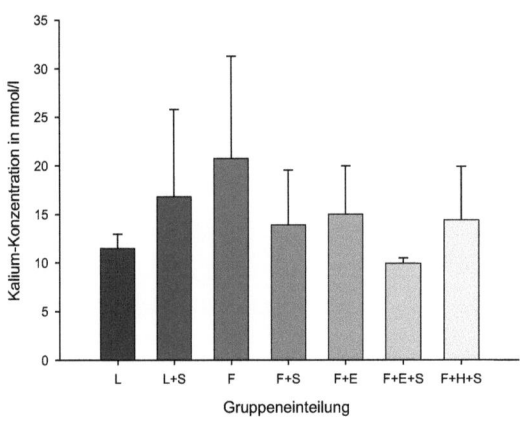

Abbildung 41: Kalium-Konzentration im Serum (MW ± SEM)

3.10.2 Renale Kalium-Ausscheidung

In Abbildung 42 finden sich die Mittelwerte der AUC der renalen Kalium-Ausscheidung in mmol/24h dargestellt. Diese Daten wurden im Rahmen der Messungen in den metabolischen Käfigen gewonnen (vgl. Gliederungspunkt 2.3.5) Deutlicher als bei der Kaliumkonzentration im Serum (vgl. Gliederungspunkt 3.10.1) äußerte sich der Hyperaldosteronismus der diabetischen ZDF-Gruppe bei der Betrachtung der Kalium-Ausscheidung im Urin. Die Kaliumausscheidung der ZDF-Gruppe rangierte im Vergleich mit der ZDL-Kontrollgruppe bei etwa 160%. Die Medikation mit Eplerenon oder die Verabreichung einer Hochsalzdiät bewirkte dagegen keine deutlichen Unterschiede. Keine der Differenzen war auf signifikantem Niveau darzustellen.

Ergebnisse

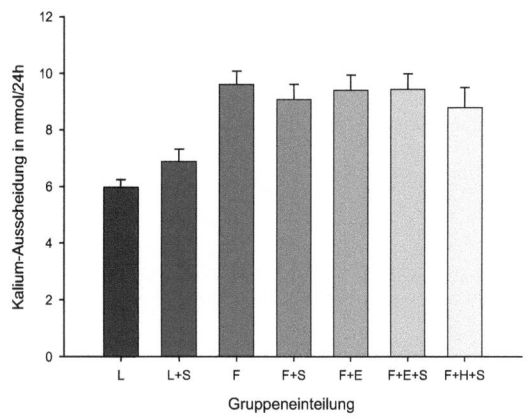

Abbildung 42: Kalium-Ausscheidung AUC im Urin 15.-24. LW (MW ± SEM)

3.11 Calcium-Konzentration im Serum

Der Calciumhaushalt wird durch das Zusammenwirken von Parathormon, Calcitriol u. Calcitonin normalerweise in engen Grenzen konstant geregelt. Im Serum liegt Calcium beim Menschen zu ca. 55 % in ionisierter Form als Ca^{2+} (funktionell aktiv) und zu ca. 40 % an Proteine sowie zu etwa 5 % an organische Säuren gebunden vor. Eine Azidose führt zur Zunahme des ionisierten Calciums im Blut, Alkalose dagegen zur Reduktion der Ca^{2+}-Konzentration und in der Folge evtl. zur Tetanie (vgl. z.B. [105]). Abbildung 43 stellt die Mittelwerte der im Serum gemessenen Calcium-Konzentrationen dar. Die Verabreichung einer Hochsalzdiät scheint die Gesamt-Calcium-Konzentration im Serum zu erhöhen (Vergleich ZDL vs. ZDL-S, ZDF vs. ZDF-S, ZDF-E vs. ZDF-E-S). Diabetische ZDF-Tiere zeigten im Vergleich mit den Kontrollgruppen eine niedrigere Calciumkonzentration als die Kontrollgruppe. Die gemessenen Unterschiede erreichten kein signifikantes Niveau.

Ergebnisse

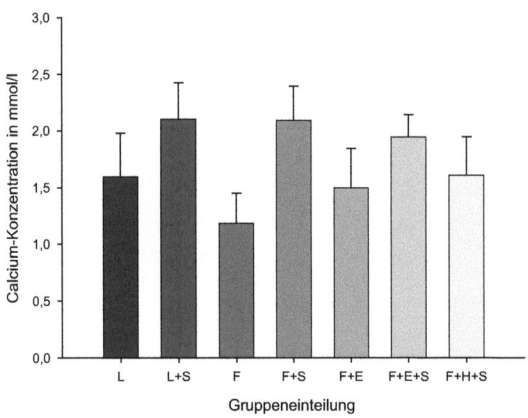

Abbildung 43: Calcium-Konzentration im Serum (MW ± SEM)

3.12 Lipidprofil

Sämtliche im Folgenden aufgeführte Parameter wurden nach Versuchsende in der 24. Lebenswoche in Kooperation mit dem Institut für Klinische Chemie der Universität Regensburg bestimmt.

3.12.1 Cholesterin im Serum

Cholesterin ist ein biosynthetischer Vorläufer von Gallensäuren, Steroiden und Calciferolen. Das mit der Nahrung aufgenommene oder auch endogen produzierte Cholesterin wird an Lipoproteine gebunden u. mit Fettsäuren verestert transportiert: nach Resorption im Darm in Chylomikronen, sonst in LDL, VLDL, IDL u. HDL. Speicher- u. Transportform des Cholesterins sind vor allem seine Esterverbindungen mit ungesättigten Fettsäuren. Die De-novo-Biosynthese aus Acetyl-CoA findet in erster Linie in Leber und intestinaler Mukosa statt. Sie wird über eine Rückkopplungsschleife über die Regulation von Aktivität und Menge der HMG-CoA-Reduktase gesteuert. Nicht verestertes Cholesterin wird biliär sezerniert (vgl. z.B. [105]).

Ergebnisse

Bei den Lipoproteinen unterscheidet man die kovalent an Lipide gebundenen Proteine (meist Membranproteine wie Hormonrezeptoren etc.) sowie die Plasmalipoproteine, welche nichtkovalent mit Lipiden verbunden sind (Apolipoproteine). Bei Lipoproteinen handelt es sich um hochmolekulare wasserlösliche Komplexe variabler Zusammensetzung, die in Leber u. Darm synthetisiert werden u. v. a. dem Transport von Cholesterin u. -estern, Phospholipiden, Triglyzeriden u. fettlösl. Vitaminen im Blut dienen. Ihre Einteilung wird nach der Dichte in der Ultrazentrifuge in Chylomikronen, VLDL, IDL, LDL und HDL eingeteilt.

Abbildung 44 zeigt die jeweiligen Mittelwerte der Versuchsgruppen. Auffällig sind die erhöhten Cholesterinwerte der diabetischen ZDF-Ratten in allen Versuchsgruppen. ZDL- und ZDL-S-Gruppe erwiesen sich als signifikant unterschiedlich zu allen anderen Versuchsgruppen.

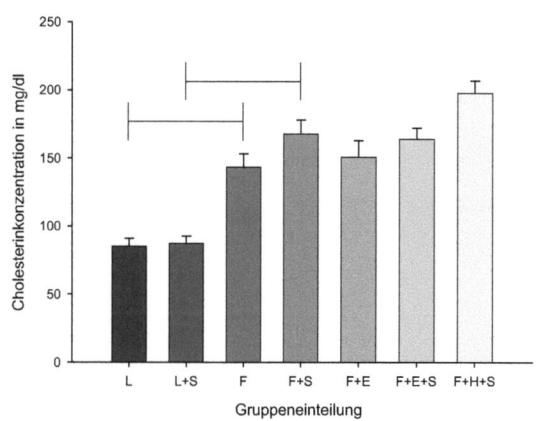

Abbildung 44: Gesamt-Cholesterin-Konzentration im Serum (MW ± SEM)

3.12.2 LDL-Konzentration im Serum

LD-Lipoproteine vermitteln den Transport des endogen produzierten oder exogen nutritiv aufgenommenen Cholesterins (vorrangig in veresterter Form) in periphere

Ergebnisse

Körperzellen. LDL entstehen aus VLDL und bestehen zu 75 % aus Lipiden und zu 25 % aus Apolipoproteinen (Apo-B). Sie entsprechen in der elektrophoretischen Klassifikation den Betalipoproteinen [105, 125].

Abbildung 45 zeigt die Mittelwerte der LDL-Konzentrationen im Serum. Es bestand eine hohe Standardabweichung, die Differenzen waren nicht signifikant.

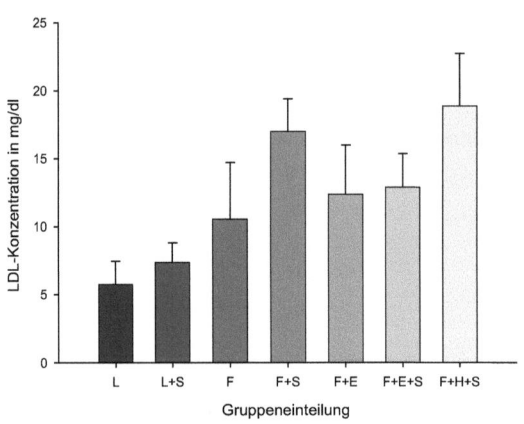

Abbildung 45: LDL-Konzentration im Serum (MW ± SEM)

3.12.3 HDL-Konzentration im Serum

Bei HDL handelt es sich um Lipoproteine hoher Dichte (1,063-1,210 g/ml) der elektrophoretischen Alpha-1-Globulinfraktion, welche in Leber u. Darmmukosa gebildet (HDL1) und im Blut in HDL2 umgewandelt werden. HDL bestehen zu ca. 50 % aus Apolipoproteinen und zu ca. 50 % aus Cholesterin u. Phospholipiden, ihre Funktion besteht im retrograden Transport von Cholesterin aus peripheren Zellen in die Leber. Dazu wird freies Cholesterin unter Katalyse der LCAT (Lecithin-Cholesterol-Acyltransferase) mit einem Acylrest von Lecithin verestert (HDL3). Erhöhtem HDL wird ein protektiver Effekt bzgl. des Arterioskleroserisikos zugeschrieben [105].

Ergebnisse

Abbildung 46 verdeutlicht die HDL-Konzentrationen der jeweiligen Versuchsgruppen. Bemerkenswert erscheint, dass die diabetischen Tiere zwar über höheres Gesamtcholesterin und LDL verfügen (siehe Gliederungspunkte 3.12.1 und 3.12.2), jedoch auch höhere Serumkonzentrationen an HDL aufweisen. Die diabetischen Tiere unterschieden sich in den verschiedenen Subgruppen nicht signifikant.

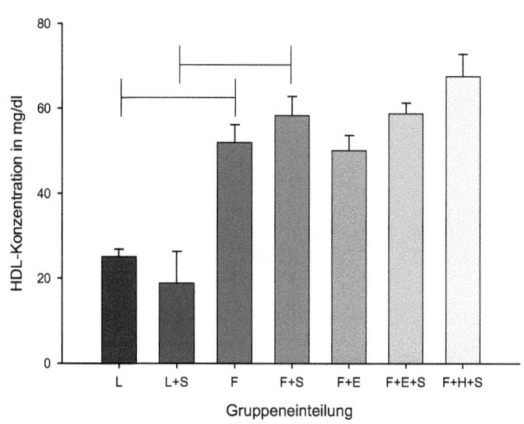

Abbildung 46:   HDL-Konzentration im Serum (MW ± SEM)

3.12.4 VLDL-Konzentration im Serum

VLD-Lipoproteine werden in der Leber gebildet und bestehen zu etwa 85-90 % aus Lipiden und zu 10-15 % aus Apolipoproteinen. Sie entsprechen den Präbetalipoproteinen bezüglich ihres Elektrophorese-Verhaltens. Ihre Funktion liegt im Transport der endogenen Triglyceride begründet, nach Abgabe von Fettsäuren erfolgt die Transformation in IDL und LDL [105].

Abbildung 47 zeigt die Mittelwerte der VLDL-Konzentrationen. Die diabetischen Tiere zeigten im Vergleich zu den Kontrollgruppen deutlich erhöhte Werte. Die Medikation mit Hydralazin führt (signifikant unterschieden zu allen anderen Gruppen) zu

Ergebnisse

erhöhten Serum- Konzentrationen an VLDL, weitere Signifikanzen konnten nicht dargestellt werden. Im direkten Gruppenvergleich (t-Test ohne Korrektur für multiples Testen) konnte der Unterschied der Gruppen ZDL und ZDF mit p < 0,001 gezeigt werden.

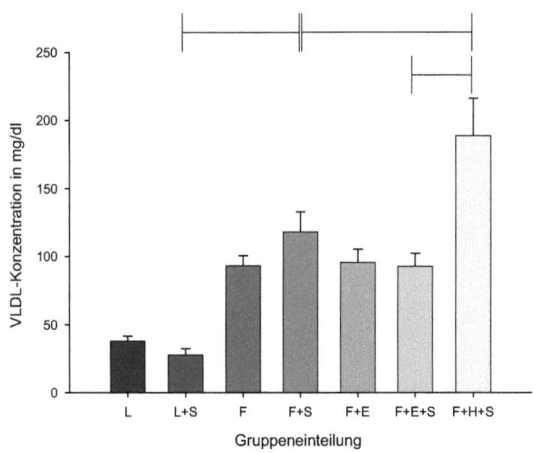

Abbildung 47: VLDL-Konzentration im Serum (MW ± SEM)

3.12.5 Triglyzeride im Serum

Triglyzeride bestehen aus einem mit drei Fettsäuren veresterten Glycerol-Anteil. Teilweise findet die Aufnahme mit der Nahrung statt, die Triglyzeride werden im Darmlumen in Monoacylglycerole und freie Fettsäuren gespalten. Nach der intestinalen Resorption und der anschließenden Re-Synthese im Blut werden sie in Chylomikronen transportiert. Die Synthese der endogenen Trigylzeride findet hauptsächlich in Leber, Niere u. Herzmuskel aus Glycerol-3-phosphat über die Zwischenstufen Phosphatidsäuren und Diacylglycerole statt. In der Zirkulation erfolgt der Transport in VLDL-Partikeln (vgl. Gliederungspunkt 3.12.4). Physiologische Bedeutung besitzen die Triglyzeride vor allem als Energielieferanten, die Speicherung erfolgt in Form von Depot-Fett [105].

Ergebnisse

Abbildung 48 zeigt die Mittelwerte der Triglyzerid-Konzentrationen der jeweiligen Versuchsgruppen. Die diabetischen Tiere weisen deutlich erhöhte Werte auf. Die Medikation mit Hydralazin scheint (signifikant zu allen anderen Gruppen) zu erhöhten Serum-Konzentrationen an Triglyzeriden zu führen. Prinzipiell decken sich die Ergebnisse bis ins Detail mit den Daten der VLDL-Konzentrationen, welche ja als Transportvehikel für endogen produzierte Trigylzeride dienen.

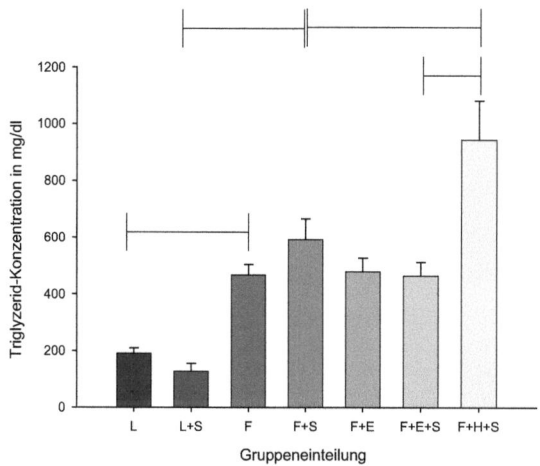

Abbildung 48: Triglyzerid-Konzentration im Serum (MW ± SEM)

Zusammengefasst besteht bei den im Versuch befindlichen ZDF-Tieren die Ausprägung eines Metabolischen Syndroms mit Diabetes mellitus, einer abdominellen Adipositas und einem entsprechenden Lipid-Profil.

Ergebnisse

3.13 Parameter der Nierenfunktion

3.13.1 Kreatinin im Serum

Kreatinin ist ein in der Muskulatur auf nichtenzymatischem Wege gebildetes cyclisches Anhydrid von Kreatin. Kreatinin stellt die Ausscheidungsform des Kreatins dar. Die renale Kreatinin-Ausscheidung ist individuell unterschiedlich aber konstant ausgeprägt und unter anderem von der vorliegenden Muskelmasse abhängig. Kreatinin wird in der Niere nahezu vollständig glomerulär filtriert und ausgeschieden und eignet sich vor diesem Hintergrund zur Bestimmung der glomerulären Filtrationsrate als Maß der renalen Ausscheidungsleistung [105].

Die Messung der Kreatinin-Konzentrationen im Serum zum Zeitpunkt des Versuchsendes sowie in den einzelnen Urin-Samples (vgl. Gliederungspunkt 2.3.5) erfolgte in Kooperation mit dem Institut für Klinische Chemie der Universität Regensburg.

Wie Abbildung 49 verdeutlicht, zeigten sich bezüglich der Kreatinin-Konzentration im Serum zum Zeitpunkt des Versuchsendes keine signifikanten Unterschiede. Interessant erscheint jedoch der Eindruck, dass die Verabreichung einer Hochsalzdiät bei diabetischen Ratten und Kontrolltieren die Kreatinin-Konzentration zu erhöhen scheint, eine Medikation mit Eplerenon ist möglicherweise in der Lage, diesen Effekt zu kompensieren.

Ergebnisse

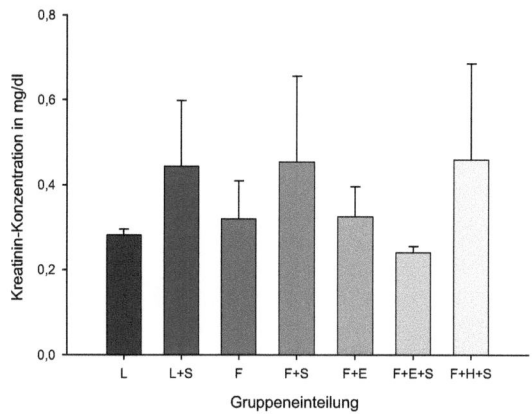

Abbildung 49: Kreatinin-Konzentration im Serum (MW ± SEM)

3.13.2 Kreatinin Ausscheidung AUC im Urin

Folgende Graphen veranschaulichen die Kreatininausscheidung im Urin über den Versuchszeitraum. Angegeben sind jeweils Mittelwerte der Gruppen ± Standardfehler.

Ergebnisse

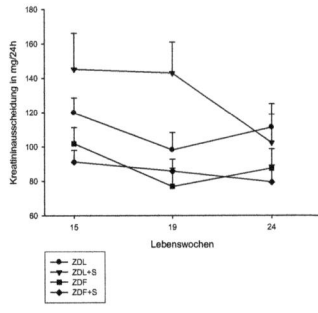

Abbildung 50: 24h-Kreatininausscheidung, Gruppe L, LS, F, FS (MW ± SEM)

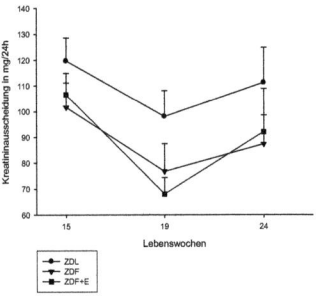

Abbildung 51: 24h-Kreatininausscheidung, Gruppe L, F, FE (MW ± SEM)

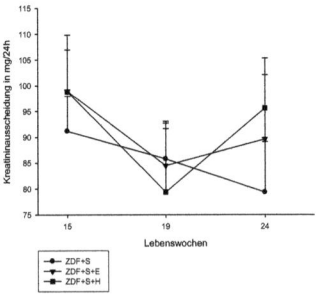

Abbildung 52: 24h-Kreatininausscheidung, Gruppe FS, FSE, FSH (MW ± SEM)

Ergebnisse

Abbildung 53 stellt die AUC der Kreatinin-Ausscheidung im Urin in mg/24h während dem Zeitraum zwischen der 15. Lebenswoche sowie der 24. Lebenswoche dar. Deutlich werden bei der Betrachtung die (zumindest im Vergleich mit der ZDL-S-Gruppe signifikanten) Unterschiede der diabetischen Tiere (jeglicher Untergruppe) zu den Kontrollen. Tiere mit diabetischer Stoffwechsellage tendieren zu einer niedrigeren Kreatinin-Ausscheidung im Rahmen der diabetischen Nephropathie. Der Einfluss einer Hochsalzdiät scheint (zumindest bei der Betrachtung der AUC-Daten) keine nennenswerte Rolle zu spielen, auch unter Medikation mit Eplerenon ließ sich keine erhöhte Kreatinin-Ausscheidung nachweisen.

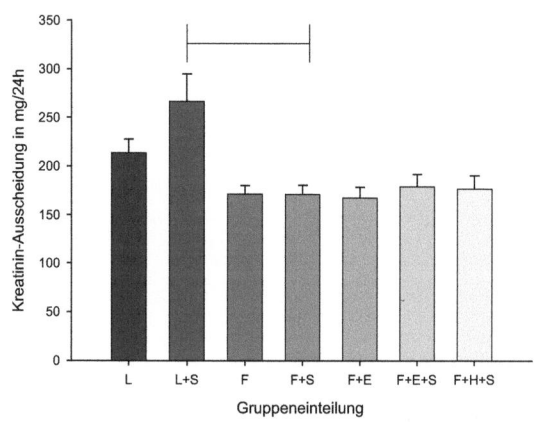

Abbildung 53: Kreatinin-Auscheidung im Urin AUC 15.-24. LW (MW ± SEM)

Bei der isolierten Betrachtung der renalen Kreatininausscheidung am Ende der Versuchsperiode (vgl. Abbildung 54) in der 24. Lebenswoche dagegen stellt sich die Situation etwas anders dar.

Hier scheint die Verabreichung einer Hochsalzdiät tendenziell die Kreatinin-Exkretion zu vermindern und eine Medikation mit Eplerenon positive Auswirkungen auf die Kreatinin-Ausscheidung im Urin zu vermitteln. Keine der Beobachtungen konnte auf signifikantem Niveau dargestellt werden.

Ergebnisse

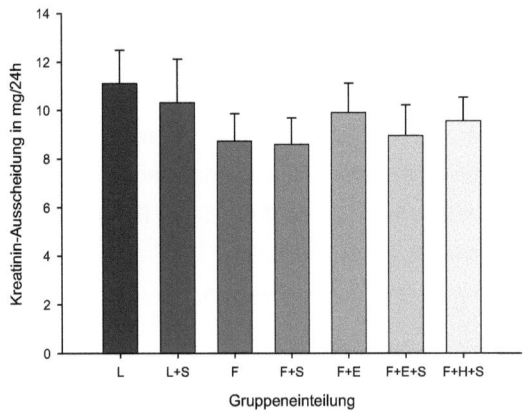

Abbildung 54:   Kreatinin-Ausscheidung in der 24. Lebenswoche (MW ± SEM)

3.13.3 Kreatinin-Clearance in der 24./25.Lebenswoche

Die Clearance einer Substanz bezeichnet diejenige Plasmamenge, die pro Zeiteinheit von einer bestimmten Substanzmenge befreit („geklärt") wird [126]. Die renale Clearance dient als Maß die glomeruläre Filtrationsrate (GFR) zu, da Kreatinin im Normalfall kaum rückresorbiert oder tubulär sezerniert wird. Bei chronischer Niereninsuffizienz ist allerdings dieser Parameter wegen steigender Serumkonzentrationen von Kreatinin nicht mehr verlässlich. Kreatinin wird dann zusätzlich tubulär sezerniert und über die Darmschleimhaut ausgeschieden, was zur Überschätzung der GFR führen kann.

Die Kreatinin-Konzentrationen in Urin und Serum wurden wie oben erwähnt in Kooperation mit dem Institut für Klinische Chemie der Universität Regensburg bestimmt. Die Messung des Harnzeitvolumens erfolgte mit Hilfe eines handelsüblichen Labor-Messzylinders im Rahmen der periodischen Haltung der Tiere in den Metabolischen Käfigen (vgl. Punkt 2.3.5).

Ergebnisse

Abbildung 55 veranschaulicht die Kreatinin-Clearance zum Zeitpunkt der 24./25. Lebenswoche. Verlaufsparameter über den gesamten Zeitraum des Versuchs stehen nicht zur Verfügung, da lediglich am Versuchsende Serum-Material gewonnen wurde, um die Konzentrationsmessung des Kreatinins vorzunehmen.

Bei der Betrachtung wird die recht gleichmäßige Kreatinin-Clearance der einzelnen Versuchsgruppen ersichtlich. Eplerenon scheint im Vergleich mit der ZDF-Gruppe, noch mehr aber bei zusätzlicher Hochsalzdiät, die Kreatinin-Clearance zu erhöhen. Allerdings bewegen sich die Differenzen zwischen den einzelnen Gruppen in so geringfügigen Dimensionen, dass eine zuverlässige Interpretation auf der Grundlage der vorliegenden Daten nicht erfolgen kann.

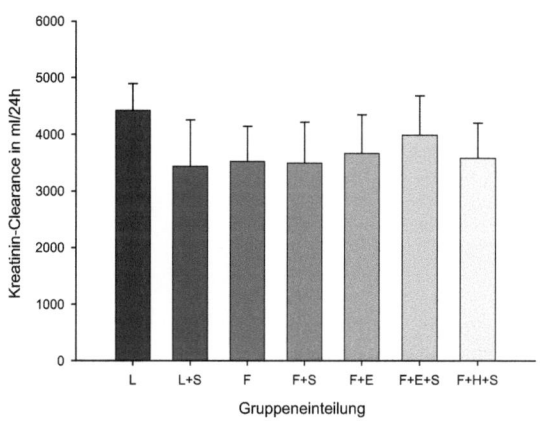

Abbildung 55: Kreatinin-Clearance in der 24./25. Lebenswoche (MW ± SEM)

Ergebnisse

3.13.4 Proteinurie: Albuminausscheidung im Urin 15.-24.Lebenswoche

Als Albumine bezeichnet man in der Leber synthetisierte, gut wasserlösliche globuläre Proteine mit einer Molekularmasse von etwa 66 000 Da (Dalton). Sie stellen einen Großteil (etwa 52-62%) des Gesamteiweißes im humanen Blutplasma. Die Bedeutung der Albumine liegt primär in der Regelung des onkotischen Drucks, allerdings wirken sie im Serum auch als Transportproteine für wasserunlösliche Stoffe wie Bilirubin und freie Fettsäuren [105].

Eine geringgradige Proteinurie (beim Menschen unter 30 mg Albumin pro 24h) kann als physiologisch betrachtet werden. Die Extremform einer hochgradigen Proteinurie führt zur Ausbildung eines Nephrotischen Syndroms [127]. Das Ausmaß der Proteinurie im Rahmen einer diabetischen Nephropathie korreliert mit der Progression der Glomerulosklerose und tubulointerstitiellen Fibrose[128, 129]. Das Protein-Leck im Glomerulum induziert im tubulären Abschnitt der Henle-Schleife proinflammatorische und profibrotische Veränderungen der tubulären Zellen, welche die Entwicklung interstitieller Fibrose und tubulärer Atrophie triggern oder beschleunigen können [128].

Ergebnisse

Die pathologische Proteinurie unterteilt man in der Regel in:

a) prärenale Proteinurie: Sie kommt in der Hauptsache bei pathologisch erhöhter Serumkonzentration niedermolekularer Proteine (MG < 20 000) mit Überschreiten der tubulären Rückresorptionskapazität vor. Als Beispiele sind ein vorliegendes Plasmozytom, Myoglobinurie nach Trauma oder ähnliches anzuführen.

b) renale Proteinurie: Sie liegt als sogenannte glomeruläre Proteinurie bei erhöhter glomerulärer Permeabilität oder als tubuläre Proteinurie infolge einer Störung der tubulären Rückresorption glomerulär filtrierbarer Proteine vor. Die sogenannte Mikroalbuminurie (30-300 mg/24h) gilt beim Menschen als Frühsymptom und Risikoindikator eines beginnenden glomerulären Schadens im Rahmen einer diabetischen Glomerulosklerose [127].

c) postrenale Proteinurie: Sie kommt im Zuge einer lokalen Produktion von Immunglobulinen und entzündlich bedingter Proteinfreisetzung bei Harnweginfektionen (z. B. Zystitis, Pyelonephritis) oder bei Blutungen im Bereich der Harnwege vor.

Nachstehende Abbildungen 56 bis 58 zeigen den Verlauf der Albuminurie über den Versuchszeitraum.

Ergebnisse

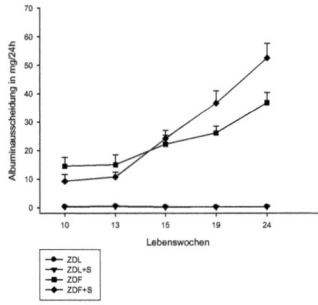

Abbildung 56: 24h-Albuminurie, Gruppe L, LS, F, FS (MW ± SEM)

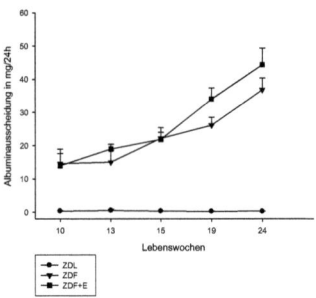

Abbildung 57: 24h-Albuminurie, Gruppe L, F, FE (MW ± SEM)

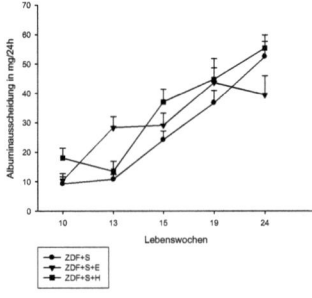

Abbildung 58: 24h-Albuminurie, Gruppe FS, FSE, FSH (MW ± SEM)

Ergebnisse

Abbildung 59 demonstriert die Albuminausscheidung summiert über den Zeitraum der 15. bis zur 24. Lebenswoche als AUC. Während die nicht-diabetischen Tiere der ZDL und ZDL-S-Gruppe keine nennenswerte Albuminurie aufwiesen, zeigten sämtliche diabetischen Versuchsgruppen um bis zu knapp 200fach erhöhte Werte (bezieht sich auf den Vergleich der ZDF-H-S-Gruppe mit der ZDL-Gruppe). Der periphere Vasodilatator Hydralazin scheint in dieser Hinsicht die renale Funktion zu beeinträchtigen und bei diabetischen Tieren unter Hochsalzdiät einen glomerulären Schaden zu provozieren. Ein im Vergleich mit der ZDF- oder der ZDF-S-Gruppe protektiver Effekt von Eplerenon konnte hinsichtlich der Albuminurie nicht aufgezeigt werden.

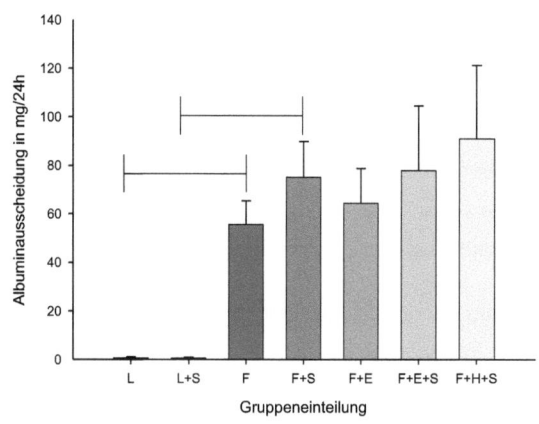

Abbildung 59: Albumin-Ausscheidung im Urin AUC 15.-24. LW (MW ± SEM)

Bei der Darstellung der Albuminausscheidung pro Gramm Kreatinin-Ausscheidung in einem 24-stündigen Zeitraum (in der 24. Lebenswoche, vgl. Abbildung 60) zeigt sich ein im Grunde recht ähnliches Bild, doch wird hier der renoprotektive Effekt der Eplerenon-Gabe (vor allem bei Hochsalzdiät) deutlicher.

Ergebnisse

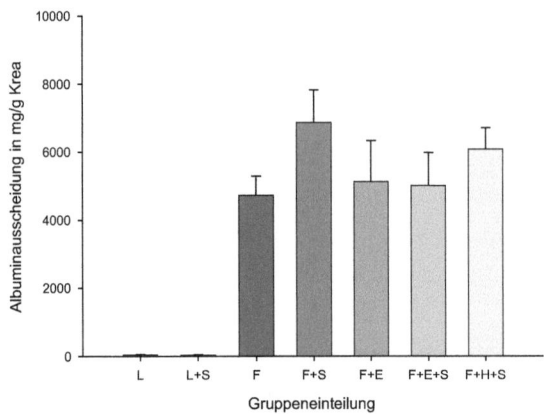

Abbildung 60: Albumin-Ausscheidung pro g Kreatinin in 24 h (Zeitpunkt 24. Lebenswoche) (MW ± SEM)

3.14 α-smooth-muscle-Aktin

Als Myofibroblasten werden aktivierte Fibroblasten bezeichnet, welche ein breites Spektrum an zytoskelettalen Proteinen exprimieren, hier sind in erster Linie α –sma [130] sowie Vimentin und Desmin zu nennen [131, 132].

Myofibroblasten tragen zur pathologischen Ablagerung extrazellulärer Matrix im Rahmen diabetischer interstitieller Fibrose bei [133]. Im Rahmen der chronischen Niereninsuffizienz korreliert die Abnahme der exkretorischen Nierenfunktion nach Grupp et al. (2001) direkt mit dem Ausmaß der interstitiellen Fibrose.

Auch frühere Beobachtungen [134] hatten bereits auf die immense Bedeutung tubulointerstitieller phänotypischer Veränderungen und fibrotischer Prozesse im Zusammenhang mit der Progression der diabetischen Nephropathie hingewiesen. Die prädiktive Aussage der Synthese von Myofibroblasten beschränkt sich nicht nur auf die experimentelle diabetische Nephropathie: bei Patienten mit diabetischer Nephropathie vermittelt sie eine signifikant schlechtere Prognose [132].

Ergebnisse

α –sma steht in engem Zusammenhang mit dem Prozess der Umwandlung renaler Zellen in Zellen mit myofibroblastischen Charakteristika. TGFbeta (transforming growth factor beta) spielt in diesem Geschehen wohl eine entscheidende Rolle: er ist in der Lage, die Expression von alpha sma zu erhöhen (in vivo und in vitro Fibroblasten). Es konnte gezeigt werden, dass die Synthese von TGFbeta in tubulären Zellen durch hohe Glukosespiegel im Plasma getriggert werden kann [135]. Dies gilt sowohl für experimentellen Diabetes mellitus wie auch für humane Verhältnisse [136] und bezieht sich in erster Linie auf interstitielle Fibroblasten aber auch auf glomeruläre mesangiale Zellen [132]. Die Beobachtungen von Essawy et al. (1997) zeigen auf, dass die Progression der diabetischen Nephropathie mit phänotypischen Veränderungen sowohl im Interstitium wie auch in glomerulären und tubulären Zellen assoziiert ist [132].

α –sma gilt als Indikator sowohl für tubulo-interstitielle Fibrosierung wie auch für die mesangiale Proliferationsaktivität im Sinne einer Glomerulosklerose[132, 137]. Periglomeruläre Myofibroblasten sind wohl (nach einem Postulat von Essawy et al.) in der Lage, den Bowman'schen Raum zu okkupieren, die glomeruläre Filtrationsfläche zu infiltrieren und auf diese Art pathophysiologisch in die Entwicklung einer Glomerulosklerose einzugreifen [138].

Abbildung 61 verdeutlicht die mRNA-Expression von α –sma im Vergleich der verschiedenen Versuchsuntergruppen. Unterschiede zeigten sich für den Vergleich der ZDL und ZDL-S-Gruppe mit den diabetischen Tieren (weitgehend unabhängig von Medikation und Salzdiät). Allgemein gewinnt man den Eindruck, dass eine zusätzliche renale Belastung im Sinne einer Hochsalzdiät die Expression von α –sma erhöht (relativ deutlich für die beiden nicht-diabetischen Kontrollgruppen, angedeutet für die restlichen Parallelgruppen ZDF vs. ZDF-S und ZDF-E vs. ZDF-E-S).

Ergebnisse

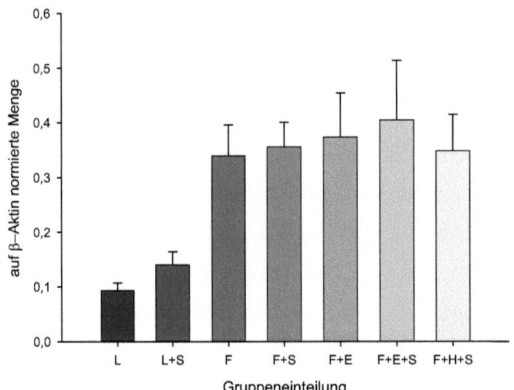

Abbildung 61:   α-sma mRNA Expression (MW ± SEM)

Ergebnisse

3.15 Nephrin

Die Ultrafiltration von Plasmakomponenten während der Bildung des Primärharns im Glomerulum gilt als eine der zentralen Aufgaben der Nieren. Die glomeruläre Filtrationsbarriere setzt sich aus drei Schichten zusammen: zunächst der Podozyt, dann die glomeruläre Basalmembran (GBM) und nachfolgend das Endothel. Die Podozyten sind mit ihren Fußprozessen direkt über der Basalmembran über eine spezielle Struktur verbunden, welche als Schlitzmembran bezeichnet wird. Die Schlitzmembran überbrückt die Filtrationsporen zwischen zusammenhängenden podozytären Ausläufern. Lange Zeit ging man basierend auf den Daten von experimentellen Tiermodellen und einigen Untersuchungen an humanem Material davon aus, dass Defekte der Basalmembran verantwortlich zeichnen für die Pathogenese der Proteinurie. Mittlerweile allerdings häufen sich die Anzeichen dafür, dass die Veränderungen der Schlitzmembran Einfluss auf die Entwicklung einer Proteinurie nehmen [127].

Nephrin ist ein Zelladhäsionsprotein, das auf Podozyten, sog. glomerulären viszeralen epithelialen Zellen, exprimiert wird [127]. Es gilt als spezifisches Protein der Schlitzmembran der Glomerula [139] und spielt eine entscheidende Rolle bei der Aufrechterhaltung der Filtrationsbarriere [26, 127, 140]. Mutationen im Nephrin-Gen verursachen bei Menschen die schwerste Form des Nephrotischen Syndroms [141]. Die Expression von Nephrin korreliert invers mit der Weite der podozytären Fußprozesse [127].

Das diabetische Milieu, das seinen Ausdruck in Hyperglykämie, nicht-enzymatisch glykosylierten Proteinen und mechanischem Stress (in Verbindung mit der vorliegenden Hypertonie) findet, führt zur Down-Regulation von Nephrin [129]. Als Grund dafür wurden von Toyoda et al. [127] zwei Mechanismen vorgeschlagen: einerseits der strukturelle Umbau glomerulärer epithelialer Zellen, das heißt, die *phänotypische Veränderung* der Fußprozesse und der Filtrationsschlitze [142], der andere Mechanismus dagegen bezieht sich auf den *Untergang* von Podozyten [143]. Einer der zentralen Mediatoren der Suppression von Nephrin ist Angiotensin II, welches auch weitere Zytokin-Pathways wie TGF-β und Vascular Endothelial Growth

Ergebnisse

Factor (VEGF) induzieren kann [129]. Nach Toyoda *et al.* [127] und Doublier *et al.* [144] gilt diese inverse Korrelation zwischen Nephrin-Expression und der Entwicklung einer Proteinurie auch für die humane diabetische Nephropathie.

Abbildung 62 zeigt die Mittelwerte der Nephrin-mRNA-Expression der einzelnen Versuchsgruppen. Obwohl nur einzelne der Differenzen der Gruppen auf signifikantem Niveau gezeigt werden konnten, lassen sich doch einige Trends feststellen.

Der Vergleich der ZDL mit der ZDF-Gruppe verdeutlicht die Suppression der Nephrin-Expression unter diabetischem Milieu. Die Verabreichung einer Hochsalzdiät scheint ebenfalls podozytären Stress zu vermitteln und erniedrigt die Nephrin-Expression weiter. Deutlich zeigt sich der Benefit einer Medikation mit Eplerenon in der Normalsalzdiät-Gruppe: im Vergleich mit der ZDF-Gruppe verfügte die ZDF-E-Gruppe über nahezu die doppelte Nephrin-Expression, wenngleich diese Differenz aufgrund der hohen Standardabweichung in der Gruppe nicht auf signifikantem Niveau gezeigt werden konnte. Die ZDF-E-Gruppe übertraf in diesem Punkt sogar die nicht-diabetische ZDL-Kontrollgruppe, allerdings wurde der Effekt der Medikation unter zusätzlicher Hochsalzdiät zunichte gemacht: hier erwies sich die Medikation mit Eplerenon tendenziell eher als ungünstig im Vergleich zur ZDF-S-Gruppe.

Ergebnisse

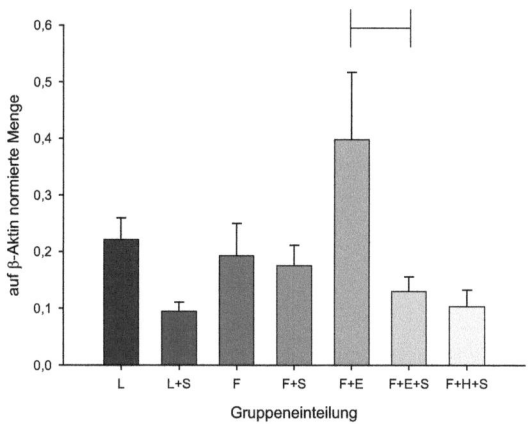

Abbildung 62: Nephrin mRNA Expression (MW ± SEM)

3.16 Uro-Stix Daten

Während jeder Haltung der Tiere in den Metabolischen Käfigen kam es zu einer Untersuchung des Urins mit Uro-Stix (vgl. Gliederungspunkt 2.3.5).

In Tabelle 14 sind die wesentlichen Ergebnisse der Messungen knapp zusammengefasst. Angegeben ist die Summe der Mittelwerte (als AUC) der einzelnen Gruppen mit dem jeweiligen Standardfehler.

Ergebnisse

Tabelle 14: Uro-Stix-Daten, angegeben ist jeweils die AUC 15.-24. Lebenswoche (MW ± SEM)

Gruppe	Dichte	pH	Leukos	Eiweiß	Glucose	Blut/Hb	Keton
ZDL	2,021 ± 0,001	15,22 ± 0,252	1,833± 0,186	1,611 ± 0,162	0,167 ± 0,118	2,111 ± 0,686	4x1
ZDL-S	2,023 ± 0,002	14,22 ± 0,121	0,500 ± 0,167	0,111 ± 0,073	0,000 ± 0,000	0,389 ± 0,274	1x3
ZDF	2,037 ± 0,002	11,50 ± 0,354	5,056 ± 0,155	2,611 ± 0,247	8,000 ± 0,000	2,167 ± 0,333	1x1
ZDF-S	2,036 ± 0,001	12,06 ± 0,395	4,625 ± 0,324	2,938 ± 0,320	8,000 ± 0,000	2,375 ± 0,573	0
ZDF-E	2,036 ± 0,002	11,38 ± 0,232	4,778 ± 0,237	2,944 ± 0,256	8,000 ± 0,000	2,722 ± 0,392	1x1
ZDF-E-S	2,032 ± 0,001	12,45 ± 0,283	4,500 ± 0,224	2,200 ± 0,111	7,900 ± 0,100	3,000 ± 0,619	0
ZDF-H-S	2,033 ± 0,001	12,43 ± 0,346	4,813 ± 0,298	2,813 ± 0,326	8,000 ± 0,000	0,750 ± 0,231	0

Bezüglich der Urindichte wiesen die ZDL-Tiere im Vergleich zu ZDF-Tieren (unabhängig von der Salzbelastung) hochsignifikant niedrigere Werte auf (vgl. Abbildung 63).

Ergebnisse

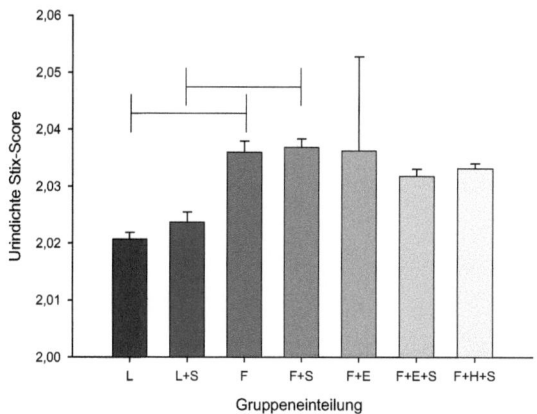

Abbildung 63: Urindichte AUC 15.-24. LW (MW ± SEM)

Der Urin-pH der nicht-diabetischen Kontrolltiere (Gruppen ZDL und ZDL-S) rangierte signifikant höher im Vergleich zu allen anderen Gruppen (vgl. Abbildung 64). Ebenfalls hochsignifikant zeigte sich der Unterschied der nicht-diabetischen Kontrolltiere zu allen anderen Gruppen in der semiquantitativen Messung der Leukozytenkonzentration (vgl. Abbildung 65) und der Protein-Gesamtkonzentration (vgl. Abbildung 66) im Urin, wobei sich diesbezüglich innerhalb der Versuchsgruppen der diabetischen Tiere keine Unterschiede ergaben.

Eine Ausscheidung von Ketonen konnten nur in vereinzelten Fällen (vgl. Tabelle 14) nachgewiesen werden, da (anders als Typ 1-diabetische Tiere) bei einem Typ-2-diabetischen Tiermodell eher eine hyperosmolare als eine ketoazidotische Situation zu erwarten ist.

Ergebnisse

Urin pH AUC 15.-24.LW

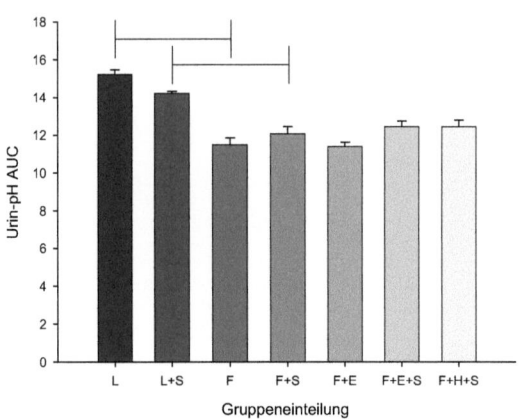

Abbildung 64: Urin pH Uro-Stix AUC 15.-24. Lebenswoche (MW ± SEM)

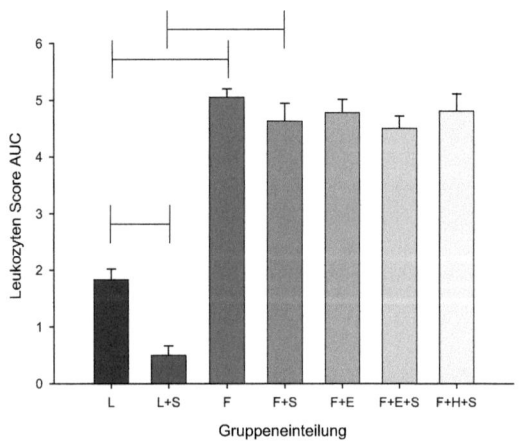

Abbildung 65: Leukozyten Score Uro-Stix AUC 15.-24. LW (MW ± SEM)

Ergebnisse

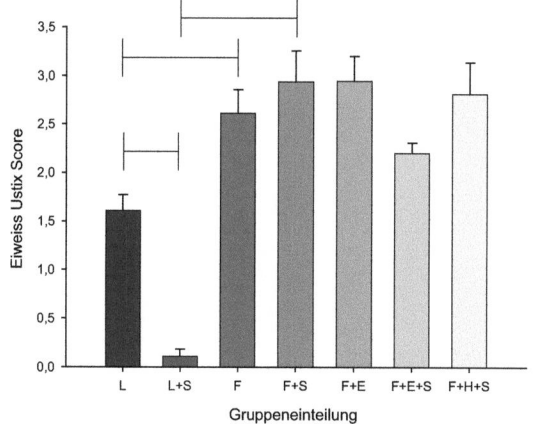

Abbildung 66: Eiweiß Uro-Stix AUC 15.-24. LW (MW ± SEM)

Wie erwartet zeigten die diabetischen Tiere durchgängig eine semiquantitativ sicher nachzuweisende Glukosurie bei überschrittener Nierenschwelle. Die Ausscheidung der Glukose über den Beobachtungszeitraum zeigte sich unabhängig von der Medikation und der verabreichten Diät (vgl. Abbildung 67).

Ergebnisse

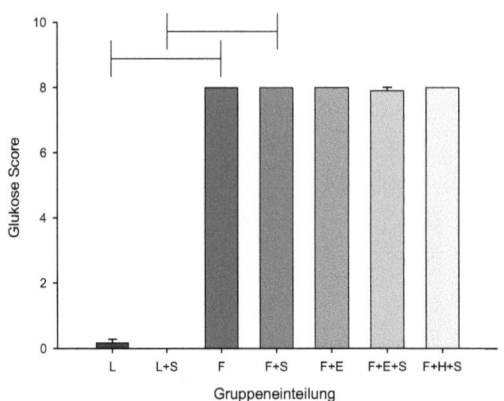

Abbildung 67: Glukose-Ausscheidung Uro-Stix AUC 15.-24. LW (MW ± SEM)

Bezüglich der Messung des im Urin enthaltenen Hämoglobins zeigte sich zwischen der ZDL- und ZDF-Gruppe kein Unterschied. Die niedrigsten Hb-Werte im Urin zeigten die ZDL-S und die ZDF-S-H-Gruppe im Vergleich zu den restlichen Versuchsgruppen (teilweise auf signifikantem Niveau). Die diabetischen Tiere zeigten unter Hochsalzdiät, mehr noch unter der Medikation mit Eplerenon und am meisten unter der Kombination beider Faktoren tendenziell erhöhte Hb-Werte (vgl. Abbildung 68).

Ergebnisse

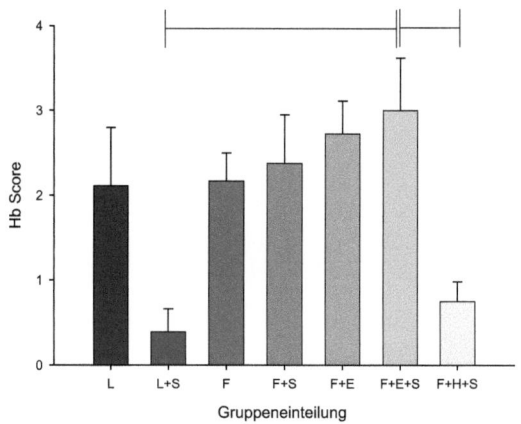

Abbildung 68: Hämoglobin im Urin Uro-Stix AUC 15.-24. LW (MW ± SEM)

3.17 Histologie

3.17.1 Hämalaun-Eosin Färbung

Wie in Gliederungspunkt 2.4 geschildert, wurde von jedem im Versuch befindlichen Tier eine Übersichtsfärbung mit Hämalaun-Eosin angefertigt. Exemplarisch findet sich ein Vertreter jeder Gruppe in Abbildung 69 dargestellt.

Ergebnisse

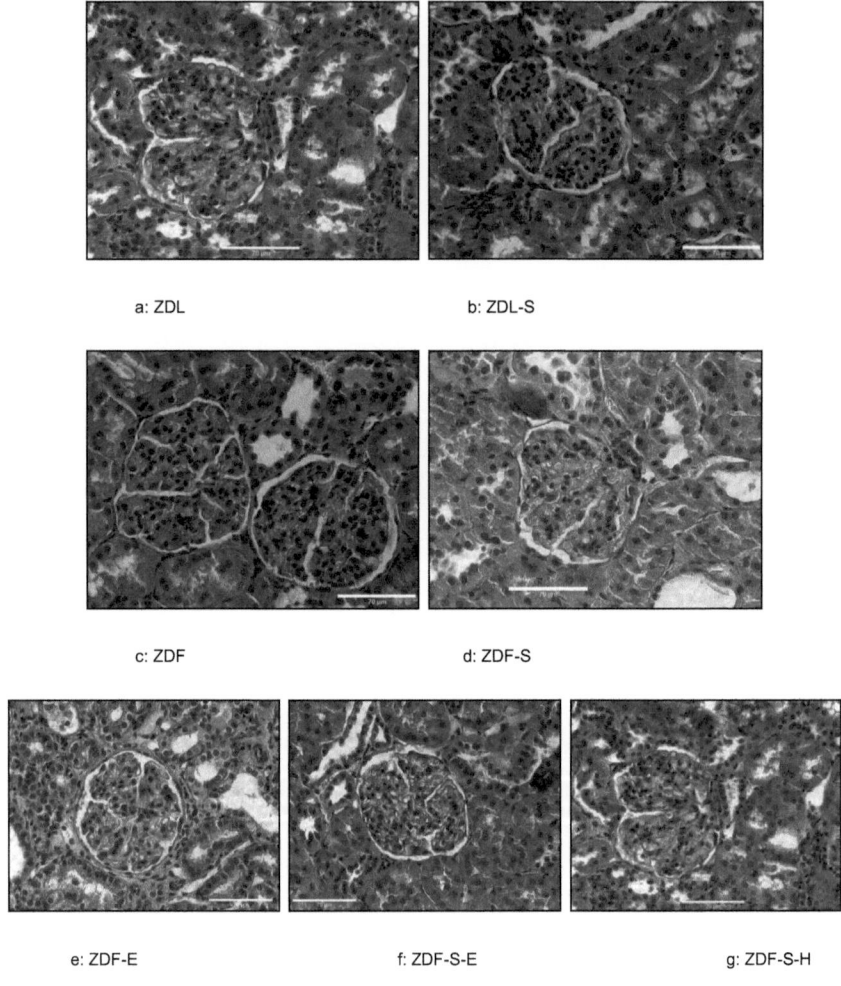

a: ZDL   b: ZDL-S

c: ZDF   d: ZDF-S

e: ZDF-E   f: ZDF-S-E   g: ZDF-S-H

Abbildung 69: Hämalaun-Eosin-Färbung, Nierenglomerulum, 400x Vergrößerung, Gruppenzuteilung siehe a bis g

Ergebnisse

Abbildung 70 zeigt die durchschnittliche glomeruläre Fläche der einzelnen Versuchsuntergruppen. Der Wert pro Tier kam durch getrennte Auswertung von zehn Glomerula pro Tier zustande.

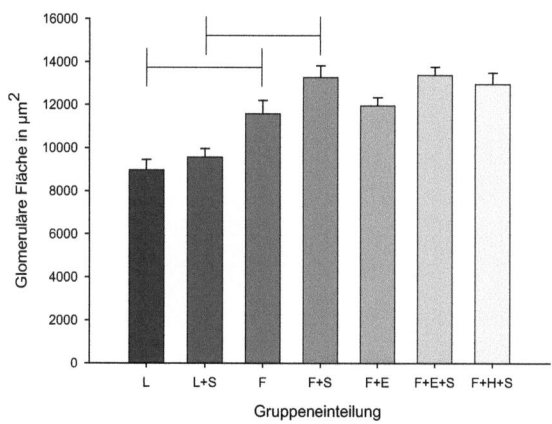

Abbildung 70: Durchschnittliche glomeruläre Fläche (MW ± SEM)

Diabetische Ratten weisen signifikant höhere glomeruläre Flächen auf als die Kontroll-Tiere. Generell gewinnt man den Eindruck, dass eine Belastung der Tiere mit einer Hochsalzdiät unabhängig von der genetischen Konstellation zu einer Zunahme der durchschnittlichen glomerulären Flächen führt.

Diabetische Tiere scheinen im Vergleich zu Kontrolltieren unter Hochsalzdiät anfälliger für die Entwicklung einer glomerulären Hypertrophie zu sein, der Anstieg ist hier deutlicher ausgeprägt. In der statistischen Auswertung mittels t-Test ohne Korrektur für multiples Testen erreichte der Vergleich der Gruppen ZDF vs. ZDF-S p=0,060 und verfehlte damit das festgelegte Signifikanzniveau nur knapp, der Vergleich ZDF-E vs. ZDF-E-S konnte in diesem Schritt signifikant dargestellt werden (p = 0,017).

Ergebnisse

Abbildung 71 verdeutlicht ergänzend die Korrelation der Nierenmasse mit der glomerulären Fläche, es ergibt sich ein Korrelationskoeffizient nach Pearson von 0,566, was nach Bortz einen „starken Effekt" signalisiert [145].

Abbildung 72 zeigt die Korrelation der Urinausscheidung mit der glomerulären Fläche, hier ergibt sich ebenfalls ein starker Zusammenhang mit einem Korrelationskoeffizienten nach Pearson von 0,619.

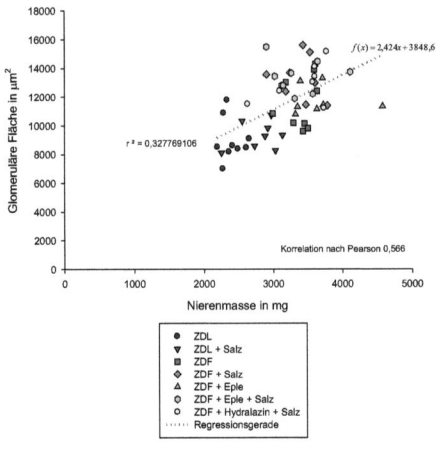

Abbildung 71: Nierenmasse vs. glomuläre Fläche

Ergebnisse

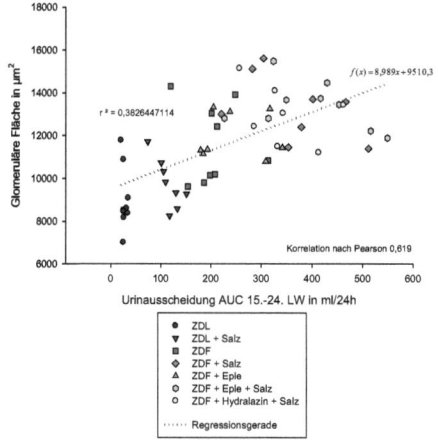

Abbildung 72: Urinvolumen vs. glomeruläre Fläche

Es fanden sich in der H.E.-Färbung keine weiteren pathologischen Veränderungen. Da sich auch die Kreatinin-Clearance zum Zeitpunkt des Versuchsendes noch nicht zwischen den Gruppen unterschied, handelte es sich wohl noch um eine Frühform des Nierenschadens, was weitere Untersuchungen auf Proteinebene nötig machte.

Ergebnisse

3.17.2 Proliferating Cell Nuclear Antigen (PCNA) Immunhistologie

PCNA dient als mesangialer Proliferationsmarker und wird als Ausdruck einer glomerulären Aktivierung im Sinne einer Adaptions-Reaktion verstanden [146]. Dies stellt einen entscheidenden Schritt auf dem Weg zur Glomerulosklerose dar [147-149] und war für den vorliegenden Versuch insbesondere aufgrund des relativ frühen Entwicklungsstadiums der diabetischen Nephropathie von Interesse.

Bezüglich der Methode der immunhistochemischen Färbung sei auf den Gliederungspunkt 2.4.3 verwiesen. Besondere Beachtung verdient die Tatsache, dass die Färbung von Paraffinschnitten mit PCNA-Antikörpern eine hohe Abhängigkeit von der Fixationszeit aufweist [150], weswegen auf eine standardisierte Behandlung des Materials größter Wert zu legen ist.

Pro Schnitt wurden zehn Glomerula ausgewertet, welche jeweils deutlich positiv angefärbten Arealen der Nieren-Querschnitte entstammten. Dies sollte möglichst sicherstellen, dass die Färbung lokal ohne Störfaktoren wie austrocknende Antikörper-Verdünnungen etc. abgelaufen war. Nachstehend wird für jede Gruppe ein Vertreter exemplarisch abgebildet (Abbildung 73).

Ergebnisse

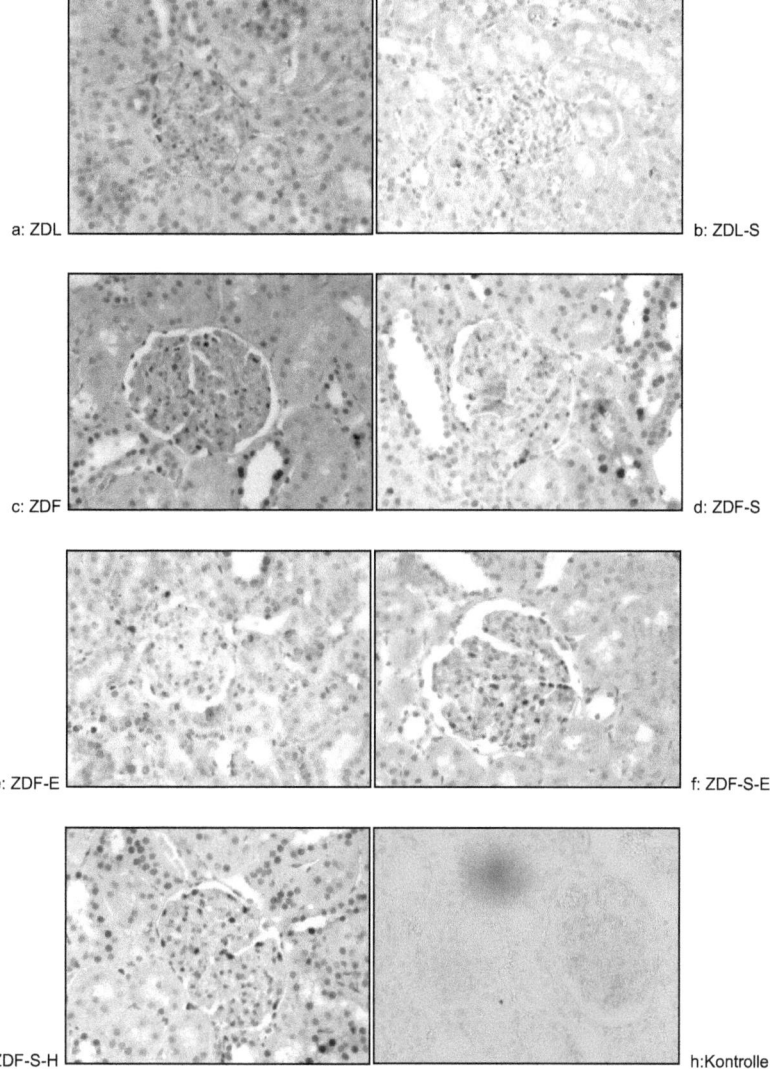

a: ZDL
b: ZDL-S
c: ZDF
d: ZDF-S
e: ZDF-E
f: ZDF-S-E
g: ZDF-S-H
h: Kontrolle

Abbildung 73: PCNA Immunhistochemische Färbung, Nierenglomerulum, 400x Vergrößerung, Gruppenzuteilung siehe a bis h

Ergebnisse

Abbildung 74 zeigt die Proliferationsaktivität der Glomerula als Mittelwert PCNA-positiver Zellen pro Glomerulum. Auffällige Unterschiede ergaben sich vor allem im Vergleich der diabetischen Tiere mit der ZDL-Kontroll-Gruppe. Eine Hochsalzdiät steigert den Proliferationsgrad in jedem Falle im Vergleich zur normodiätischen Vergleichsgruppe, wenn auch nur im Vergleich ZDL vs. ZDL-S auf signifikantem Niveau.

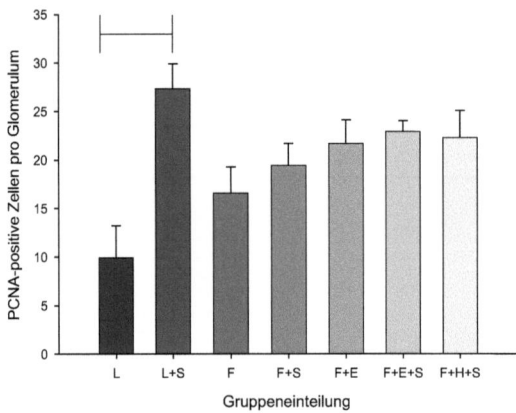

Abbildung 74: Proliferationsaktivität mittels PCNA-Immunhistologie (MW ± SEM)

Ergebnisse

3.17.3 Desmin Immunhistologie

Nach Wiggins *et al.* korreliert eine erhöhte Expression von intermediären Matrixproteinen wie Desmin als Ausdruck eines glomerulären Schadens mit einem funktionellen Defizit der Niere, welches seinen Ausdruck in einer erhöhten Albuminausscheidung findet [151]. Ein podozytärer Schaden ist dementsprechend — wie eingangs geschildert- als entscheidender Frühindikator einer diabetischen Nephropathie anzusehen und stellt einen wichtigen Ansatzpunkt der Renoprotektion im Sinne der Verhinderung von diabetischen Folgeschäden dar [152]. In der vorliegenden Arbeit wurde eine erhöhte Desmin-Synthese der Glomerula stellvertretend als Zeichen einer generell erhöhten Expression intermediärer Filamente [83] verstanden. Eine erhöhte Desmin-Ablagerung signalisiert podozytäre Schäden als Folgeerscheinung intraglomerulärer Hypertension, immunoreaktiver Veränderungen oder bisher ungeklärter weiterer Mechanismen [153, 154].

Nachstehend folgen zur Veranschaulichung einige Aufnahmen der Desmin-immunhistochemisch gefärbten Schnitte (vgl. Punkt 2.4.3).

Ergebnisse

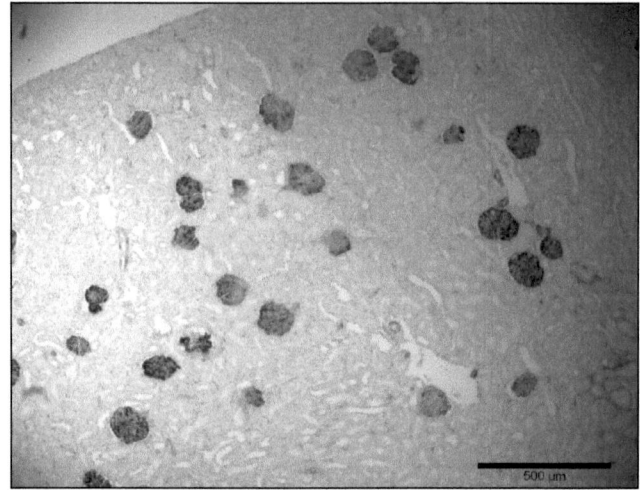

Abbildung 75: Desmin Immunhistologische Färbung, Übersichtsaufnahme ZDF-Tier, Niere, 100x Vergrößerung

Ergebnisse

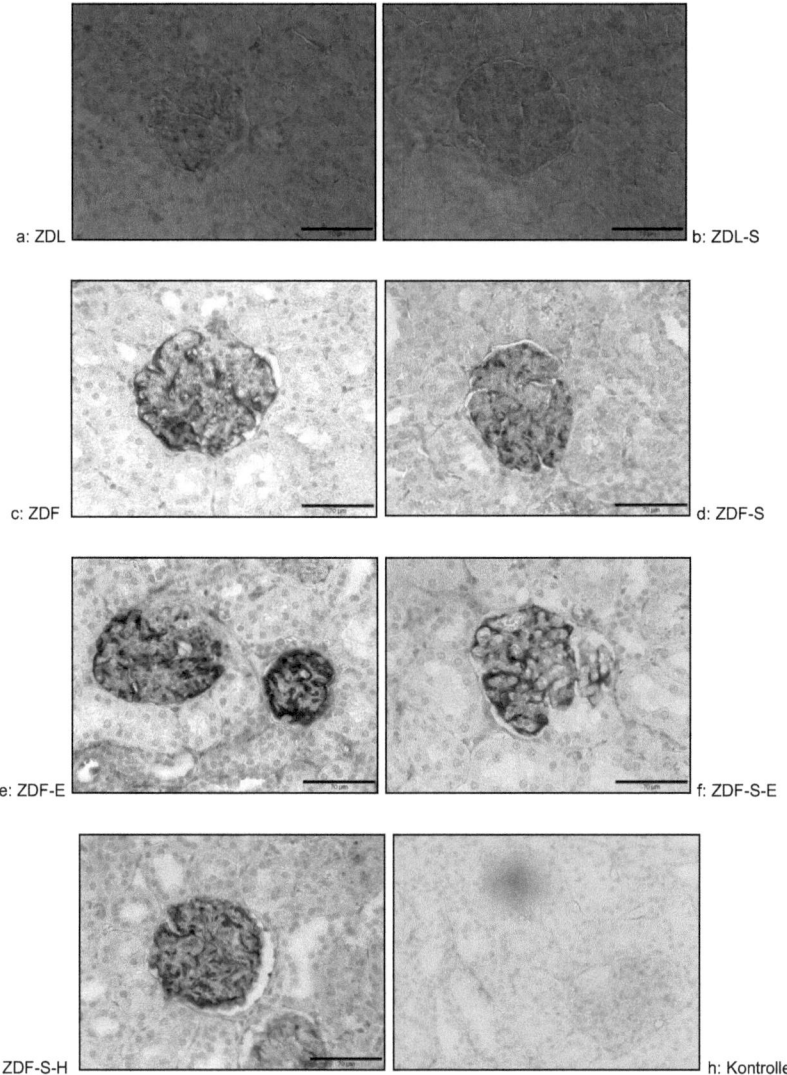

a: ZDL
b: ZDL-S
c: ZDF
d: ZDF-S
e: ZDF-E
f: ZDF-S-E
g: ZDF-S-H
h: Kontrolle

Abbildung 76: Desmin Immunhistochemische Färbung, Nierenglomerulum, 400x Vergrößerung, Gruppenzuteilung siehe a bis h

Ergebnisse

Abbildung 77 veranschaulicht den jeweiligen Anteil der desmin-positiven Fläche an der Gesamtfläche des Glomerulums. Es wurden jeweils zehn Glomerula pro Schnitt und Tier ausgewertet.

Als hochsignifikant erwiesen sich die Unterschiede zwischen der ZDL wie auch der ZDL-S-Gruppe zu allen anderen Versuchsgruppen. Die Desmin-positive Fläche variierte insgesamt zwischen unter 5% (bei ZDL und ZDL-S) und knapp 30% (29,1 für ZDF-Kontrolle).

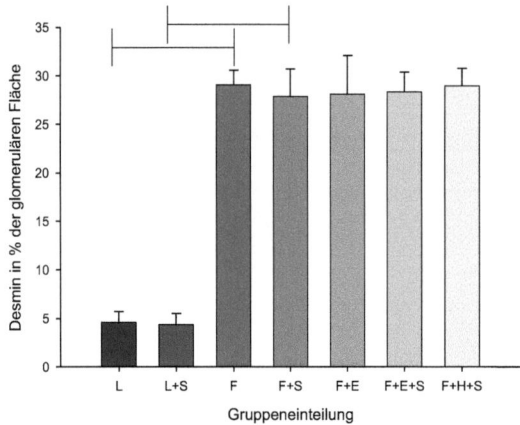

Abbildung 77: Desmin-Immunhistologie (MW ± SEM)

Ergebnisse

3.17.4 PAS Färbung: Periodic Acid Schiff Staining

In vielen diabetischen Patienten entwickelt sich das Vollbild der diabetischen Nephropathie als Konsequenz aus einer Glomerulosklerose heraus [19, 155].

Nach Suzuki [156] erscheint die Anhäufung PAS-positiven Materials im Zusammenhang mit der Entwicklung einer diabetischen Nephropathie als ein weitgehend charakteristisches Kriterium, welches erlaubt, eine morphologische Differenzierung von Glomerulopathien anderer Genese vorzunehmen. So zeigten sich signifikante Unterschiede der PAS-positiven glomerulären Fläche zwischen Patienten mit diabetischer Nephropathie und diffuser proliferativer Glomerulonephritis [156]. Der prozentuale Anteil PAS-positiven Materials an der glomerulären Fläche korreliert hierbei mit dem Serum-Kreatinin-Spiegel [157] sowie dem Grad der Proteinurie der Patienten [156].

Nach Gamble können anhand der PAS-Färbung glomeruläre Proteinablagerungen mit hoher Sensitivität detektiert werden, welche auch einem Vergleich mit Immunofluoreszenz- und elektronenmikroskopischen Methoden standhält [158]. Neben Mukopolysacchariden stellt sich auch Laminin, Fibronektin und Kollagen IV als PAS-positives Material dar [159]. Andresen *et al.* wiesen zudem darauf hin, dass (zumindest im Kontext der diabetischen Makroangiopathie) nicht nur davon auszugehen ist, dass die Koexistenz eines Diabetes mellitus im Rahmen des Metabolischen Syndroms die bekannten *arteriosklerotischen* Veränderungen beschleunigt. Vielmehr stellten die Autoren die Hypothese auf, dass parallel zu diesem pathophysiologischen Mechanismus ein davon unabhängiges, spezifisches Geschehen zur diabetischen Angiopathie führen müsse. Unabhängig von *arteriosklerotischen* Veränderungen scheint die Ablagerung PAS-positiven Materials in den Gefäßen in enger Beziehung zu dieser bis dato unbekannten spezifischen Pathogenese der diabetischen Vaskulopathie zu stehen [159]. Erst in einem relativ späten Stadium der Nephropathie kommt es zu einem Synthese-Einbruch vieler Bestandteile der glomerulären Basalmembran und zu einem erhöhten Anfall PAS-

Ergebnisse

positiven Materials [155]. Bei ZDF-Ratten kommt es in der Regel erst ab dem 5. Lebensmonat zu deutlichen glomerulosklerotischen Veränderungen [160].

Nach Bertagni *et al.* können an humanen Typ 2-diabetischen Patienten diffuse mesangiale glomerulosklerotische Veränderungen nachgewiesen werden [161]. Die Autoren der oben zitierten Studie verwendeten ein semiquantitatives Scoring von 0 bis 3, welches in der vorliegenden Arbeit noch um eine Stufe erweitert wurde, um eine höhere Trennschärfe zu erreichen. Die Auswertung im vorliegenden Versuch erfolgte kumulativ an jeweils 50 Glomerula pro Tier auf einer Skala von 0 bis 4.

Zur Veranschaulichung der Untersuchung dient Abbildung 78 mit einer exemplarischen Darstellung des verwendeten Scores. Die in Abbildung 79 dargestellten Ergebnisse zeigen die Mittelwerte der jeweiligen Gruppen.

Ergebnisse

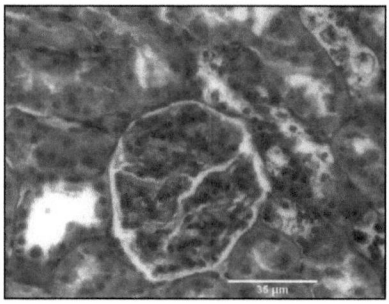

a: Score 0

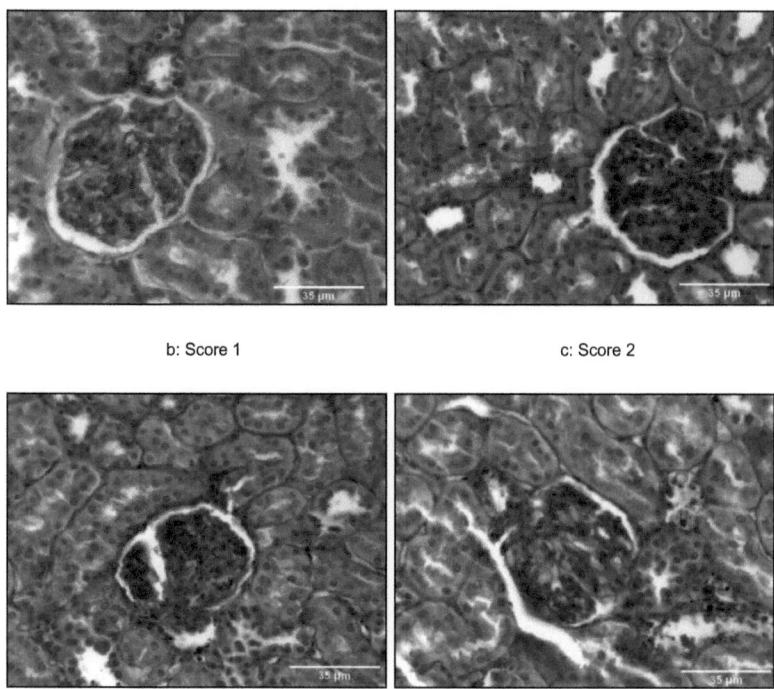

b: Score 1   c: Score 2

d: Score 3   e: Score 4

Abbildung 78:   PAS-Färbung, Nierenglomerulum, 400x Vergrößerung, exemplarisches Scoring (a bis e)

Ergebnisse

Wie aus untenstehender Abbildung 79 ersichtlich wird, gelang es, die glomerulosklerotischen Veränderungen der diabetischen Tiere im Vergleich mit den nicht-diabetischen Kontrollen nachzuweisen, wenngleich dies auf einem nicht signifikanten Niveau stattfand. Unter der Medikation mit Eplerenon wie auch mit Hydralazin kam es tendenziell zu einem eher erhöhten Glomerulosklerose-Grad, während eine Hochsalzdiät sowohl mit wie auch ohne Eplerenon-Medikation zu einem eher erniedrigten Score führte.

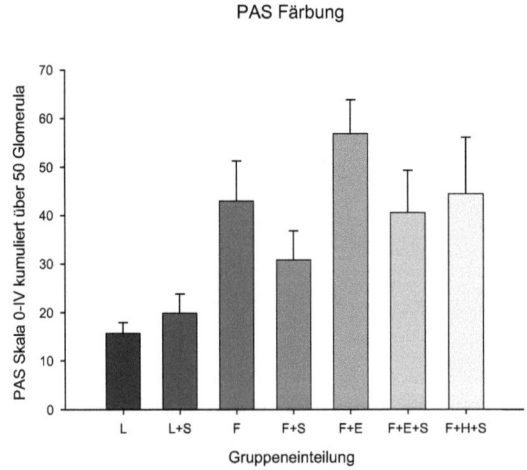

Abbildung 79: PAS Färbung (MW ± SEM)

4 Diskussion

Ziel der vorliegenden Arbeit war es, die Auswirkungen der Aldosteronblockade mittels Eplerenon an Typ 2-diabetischen ZDF-Ratten in Abhängigkeit der Salzbelastung zu untersuchen, wobei das Augenmerk vor allem auf der Rolle des Renin-Angiotensin-Aldosteron-Systems sowie den renalen Endorganschäden im Rahmen einer diabetischen Nephropathie lag (vgl. Einleitung 1.5). In diesem Sinne sollte geklärt werden, welche Veränderungen im Laufe der Manifestation einer diabetischen Nephropathie auftreten und in welchem Verhältnis diese von Hoch- oder Niedrigsalzdiät beeinflusst werden.

Ein spezieller Fokus der vorliegenden Arbeit lag auf der Untersuchung der Bedeutung der Salzsensitivität des Blutdrucks, wie er nach eigenen Beobachtungen (vgl. Punkt 3.1.4) sowie nach Untersuchungen von Fujiwara *et al.* [87] und Pamidimukkala *et al.* [86] beim verwendeten Tiermodell vorliegt: ZDL-Tiere zeigten unter Hochsalzdiät nur einen sehr geringen, ZDF-Ratten einen deutlicher ausgeprägten Anstieg des Blutdrucks über den Zeitverlauf.

Eine Medikation mit Eplerenon vermittelt gegenteilige Effekte: der blutdrucksenkende Effekt von Eplerenon erwies sich nach unseren Beobachtungen als besonders ausgeprägt unter gleichzeitiger Verabreichung einer Hochsalzdiät. Hier zeigten die ZDF-E-S-Tiere tendenziell einen niedrigeren Blutdruck im Vergleich zur ZDF-E-Gruppe. Somit scheint Eplerenon in der Lage, die Salzsensitivität des Blutdrucks beim verwendeten Tiermodell zu verhindern.

Die Salzsensitivität des Blutdrucks bei ZDF-Ratten stellt eine entscheidende Parallele zur klinischen Erscheinung der arteriellen Hypertonie bei Diabetes-Patienten dar: wie von Feldstein [88] gezeigt, weist wohl der Großteil der Typ 2-Diabetiker einen salzabhängigen Blutdruck auf. Auch bei Stroke-Prone-Hypertensiven-Ratten (SHRSP) gibt es Hinweise auf eine möglicherweise ursächliche Rolle von Aldosteron für die Salzsensitivität des Blutdrucks [78].

Diskussion

4.1 Entwicklungsschritte der diabetischen Nephropathie

Die pathophysiologische Grundlage der experimentellen diabetischen Nephropathie ist eng verknüpft mit einem podozytären funktionellen Defizit (Albuminurie) sowie den entsprechenden morphologischen Veränderungen des Glomerulums [123]. Histologisch und immunhistochemisch wurde in der vorliegenden Arbeit der Versuch unternommen, die unterschiedlichen Stadien auf dem Weg zur Glomerulosklerose nachzuvollziehen und anhand verschiedener, im Folgenden näher erläuterter Parameter zu objektivieren. Diese Stadien wurden nach Wiggins et al. [151] in vier aufeinanderfolgende Schritte gegliedert, welche sich mit den Schlagworten der glomerulären Hypertrophie (Schritt 1), Adaption (Schritt 2), Dekompensation (Schritt 3) und dem Endstadium der Podozyten-Destruktion und konsekutiven Glomerulosklerose (Schritt 4) umreißen lassen.

Schritt 1: Zunächst kommt es ausgehend von normalen, funktionell aktiven Podozyten zu einer glomerulären Hypertrophie. Diese ist nach Musso et al. Ausdruck einer glomerulären Hyperfiltration [162]. In diesem Stadium sind die morphologischen Veränderungen der Glomerula noch nicht mit Veränderungen in der podozytären Biologie verbunden. Der enge Zusammenhang zwischen einer Glomerulomegalie und Glomerulosklerose gilt nach den Untersuchungen von Fogo [163, 164] als weitgehend gesichert. Im konkreten Fall wiesen die diabetischen ZDF-Ratten in der Tat signifikant höhere glomeruläre Flächen auf als die ZDL-Tiere. Diese Beobachtung ließ sich auch für das Verhältnis der ZDF-S- und ZDL-S-Gruppe nachvollziehen. Eplerenon zeigte hierbei keine zu objektivierenden Effekte: die glomerulären Flächen der ZDF-E-Gruppe rangierten im gleichen Bereich wie die der ZDF-Kontrollen, dies gilt auch für den direkten Vergleich der jeweiligen Gruppen unter Salzbelastung. Generell gewinnt man den Eindruck, dass eine Belastung der Tiere mit einer Hochsalzdiät zu einer Zunahme der durchschnittlichen glomerulären Flächen führte, dieser Effekt erwies sich bei diabetischen Tieren als noch ausgeprägter als in der Kontrollgruppe. Nach unseren Daten korreliert die glomeruläre Fläche mit dem Organgewicht. Zusammenfassend bleibt festzustellen, dass diabetische ZDF-Ratten im Vergleich zu Kontrolltieren eine signifikant erhöhte

Diskussion

glomeruläre Fläche aufweisen, was durch eine Hochsalzdiät noch weiter verstärkt wird (vgl. Gliederungspunkt 3.17.1).

Schritt 2: Bei weiterem Einwirken der Noxen (Hyperlipidämie und Hyperglykämie) kommt es zu „adaptiven" Veränderungen des Glomerulums, dessen Funktion in diesem Stadium noch weitgehend aufrechterhalten wird. Dies ist auf eine gesteigerte Synthese von spezialisierten podozytären Funktionsproteinen zurückzuführen. Die adaptiven Vorgänge äußern sich vor allem in der gesteigerten Synthese von intermediären Matrixproteinen wie Desmin. Bei Desmin handelt es sich um ein Intermediärfilament der Klasse III, welches bisher ausschließlich in Muskel- und Endothelzellen nachgewiesen wurde. Es wurde erstmals 1977 isoliert, der genetische Hintergrund wurde 1984 geklärt [165], das erste Knock-out-Maus-Modell wurde 1996 präsentiert [166]. Das Filament wurde bisher ausschließlich an Wirbeltieren nachgewiesen, wo ein einziges Gen *(DES)* dafür kodiert. Bei Säugetieren liegt Desmin in einer einzigen Isoform in normalerweise phosphoryliertem Zustand vor [167]. Auch dreißig Jahre nach der Erstbeschreibung gelang es bislang nicht, die genaue Funktion der Desmin-Filamente zu entschlüsseln [168]. Eine funktionelle Beteiligung von Desmin wird vermutet für die Myofibrillogenese, die mechanische Strukturierung von Muskelzellen, mitochondriale Lokalisationsprozesse, die Regulation der Gen-Expression und für die Modifikation intrazellulärer Signalwege [168].

Nach Wiggins *et al.* [151] ist eine erhöhte Expression von Desmin als Ausdruck eines drohenden glomerulären Schadens aufzufassen. Sie ist dementsprechend als entscheidender Frühindikator einer diabetischen Nephropathie anzusehen. Die frühzeitige therapeutische Intervention auf der Basis einer verbesserten Diagnostik bereits *vor* der Manifestation von Filtrationsstörungen könnte einen wichtigen Ansatzpunkt der Renoprotektion im Sinne der Verhinderung von diabetischen Folgeschäden darstellen [153, 154].

In der vorliegenden Arbeit wurde eine erhöhte Desmin-Synthese der Glomerula stellvertretend als Zeichen einer generell erhöhten Expression intermediärer Filamente verstanden [83]. Eine erhöhte Desmin-Ablagerung gilt nicht als *spezifische*

Diskussion

Veränderung im Rahmen der *diabetischen* Nephropathie. Vielmehr ist sie als Folgeerscheinung intraglomerulärer Hypertension, immunoreaktiver Veränderungen oder weiterer bisher ungeklärter Mechanismen aufzufassen [153, 154, 169].

Die vorliegenden Daten aufgrund immunhistochemischer Messungen zeigten hochsignifikante Unterschiede der Desmin-Ablagerung zwischen der ZDL- sowie der ZDL-S-Gruppe zu allen anderen Versuchsgruppen (vgl. Gliederungspunkt 3.17.3). Die Desmin-positive Fläche variierte insgesamt zwischen unter 5% (bei ZDL und ZDL-S) und knapp 30% (29,1 für ZDF-Kontrolle). Signifikante Unterschiede (speziell bezüglich der Medikation mit Eplerenon) ließen zwischen den restlichen Gruppen nicht feststellen. Es zeigte sich also ein struktureller Schaden insbesondere für die diabetischen Versuchsgruppen ohne Hinweise auf eine positive Wirkung einer Medikation mit Eplerenon.

Als weiterer Indikator glomerulärer Adaptionsvorgänge wurde das sog. Proliferating Cell Nuclear Antigen (PCNA) untersucht.

PCNA wurde erstmals aus Sera von Patienten mit Systemischem Lupus erythematodes isoliert [170]. Es wirkt zum einen als Teil einer Signalkette, welche die Zellzyklusprogression reguliert, zum anderen ist es als Co-Faktor der DNA-Polymerase δ in eukaryotischen Zellen an der DNA-Neusynthese beteiligt, indem es die Polymerase an den DNA-Strang fixiert [171-173]. Der Begriff Cyclin deutet auf die große Bedeutung in der Regulation des Zellzyklus hin und wird synonym mit der Bezeichnung PCNA verwendet [172]. Während Zellen der G0-G1-Phase keine signifikanten Mengen an PCNA exprimieren, kommt es während der späten G1-Phase zu einer drastischen Zunahme, welche sich in der S-Phase der Mitose noch weiter steigert [174, 175]. Während der sich anschließenden G2- und M-Phase kommt es zu einem reduzierten Aktivitätsniveau von PCNA, welches jedoch im Vergleich mit G0-G1-Zellen noch immer erhöht ist. Intrazellulär liegt PCNA in zwei Formen vor: eine Form findet sich gebunden an die DNA und stellt die aktive Einheit dar, während die nukleoplasmatische Fraktion als Art Reservepool zu verstehen ist [147]. PCNA wird in nahezu allen teilungsfähigen Zellverbänden exprimiert [147].

Diskussion

Dass sich diabetische ZDF-Ratten durch eine Erhöhung der glomerulären PCNA-Konzentration auszeichnen, mag auf den ersten Blick verwundern, handelt es sich doch bei Podozyten prinzipiell um postmitotische Zellen [176]. Hiromura et al. [146] gelang es jedoch, die Vermutung experimentell zu erhärten, dass eine erhöhte PCNA-Expression auch als Ausdruck einer zellulären Aktivierung zu werten sein könnte und nicht unbedingt als Zeichen der mesangialen Proliferation mit voller Abwicklung des mitotischen Zyklus zu verstehen sei, wie von anderen Autoren in sonstigen diabetischen Modellen dargestellt [177-179].

PCNA dient in der vorliegenden Arbeit als mesangialer Proliferationsmarker (vgl. Gliederungspunkt 3.17.2) und wird als Ausdruck einer glomerulären Aktivierung im Sinne einer Adaptions-Reaktion verstanden [146], was einen entscheidenden Schritt auf dem Weg zur Glomerulosklerose darstellt [147-149].

Signifikante Unterschiede hinsichtlich der Proliferationsaktivität der Glomerula ergaben sich vor allem im jeweiligen Vergleich mit der ZDL-Kontroll-Gruppe, welche die niedrigsten PCNA-Werte aufwies (siehe Gliederungspunkt 3.17.2). Die PCNA-Proliferationsaktivität steigt unter Medikation mit Eplerenon an. Eine Hochsalzdiät steigert den Proliferationsgrad in jedem Falle im Vergleich zur normodiätischen Vergleichsgruppe und zeigt in Verbindung mit Eplerenon möglicherweise einen kumulativen Effekt. Diese Entwicklung konnte einheitlich, wenn auch auf nur im Fall ZDL vs. ZDL-S signifikantem Niveau, gezeigt werden.

Als weiterer Marker für mesangiale Proliferation und interstitielle Fibrose gilt die Expression von α – Isoform von smooth muscle Aktin (α-sma). α –sma bildet einen Anteil des Zytoskeletts von sog. Myofibroblasten. Als aktivierte Fibroblasten exprimieren diese ein breites Spektrum an zytoskelettalen Proteinen wie α –sma [130] Vimentin und Desmin [131] und tragen so im Rahmen diabetischer interstitieller Fibrose zur pathologischen Ablagerung extrazellulärer Matrix bei [133]. Dies ist gilt nach Essawy et al. nicht nur für interstitielle Fibroblasten sondern in geringerem Maß auch für glomeruläre mesangiale Zellen [132]. Periglomeruläre Myofibroblasten sind wohl in der Lage, den Bowmanschen Raum zu okkupieren, die glomeruläre Filtrationsfläche zu besetzen [132] und auf diese Art pathophysiologisch in die

Diskussion

Entwicklung einer Glomerulosklerose einzugreifen [138]. Bei der chronischen Niereninsuffizienz korreliert das Ausmaß der interstitiellen Fibrose direkt mit der Abnahme der exkretorischen Nierenfunktion [133, 134]. Die prädiktive Aussage der Synthese von Myofibroblasten beschränkt sich nicht nur auf die *experimentelle* diabetische Nephropathie: auch bei diabetischen Patienten vermittelt sie eine signifikant schlechtere Prognose [132]. α –sma gilt somit als Indikator sowohl für tubulo-interstitielle Fibrosierung wie auch für mesangiale Proliferationsaktivität auf dem Weg der Entwicklung einer Glomerulosklerose [132, 137].

Die Messung spezifischer α –sma-mRNA-Expression zeigte im Vergleich der ZDL und ZDL-S-Gruppe mit den diabetischen ZDF-Tieren (weitgehend unabhängig von Medikation und Salzdiät) deutliche Differenzen (vgl. Gliederungspunkt 3.14). Die fünf Gruppen mit diabetischen Tieren rangierten bezüglich der α –sma-Expression über den beiden ZDL-Kontrollgruppen, wenngleich diese Unterschiede nicht auf signifikantem Niveau gezeigt werden konnten. Eine zusätzliche renale Belastung im Sinne einer Hochsalzdiät scheint die Expression von α –sma zu erhöhen.

Zusammenfassend konnten bezüglich der Marker Desmin, PCNA und α –sma weitgehend konsistente Schädigungen bei vorliegendem Diabetes mellitus und einer erhöhten Salzbelastung im Vergleich zu den jeweiligen Kontrollgruppen nachgewiesen werden, eine Medikation mit Eplerenon zeigte keine positiven Effekte.

Schritt 3: Im weiteren Verlauf der Pathogenese der diabetischen Nephropathie erfolgt die beginnende Dekompensation der hypertrophen Podozyten: die Produktion funktionell wichtiger Proteine (z.B. Nephrin, VEGF, Kollagen Typ IV) erfolgt nur mehr in eingeschränktem Maße, es kommt zur Aufweitung der Podozyten-Ausläufer und einer reduzierten Filtrations-Effektivität mit dem Auftreten einer Proteinurie.

Das Zelladhäsionsprotein Nephrin wird ausschließlich podozytär exprimiert [127]. Es gilt damit als spezifisches Protein der Schlitzmembran des Glomerulums [139] und spielt eine entscheidende Rolle bei der Aufrechterhaltung der Filtrationsbarriere [26, 127, 140]. Mutationen im Nephrin-Gen verursachen bei Menschen die schwerste Form des Nephrotischen Syndroms [141]. Die Expression von Nephrin korreliert

Diskussion

invers mit der Weite der podozytären Fußprozesse [127]. Eine entscheidende Grundlage der Entwicklung einer Mikroalbuminurie besteht im schrittweisen Verlust der Nephrin-Expression der Podozyten [180].

Das diabetische Milieu, das seinen Ausdruck in Hyperglykämie, nicht-enzymatisch glykosylierten Proteinen und mechanischem Stress (in Verbindung mit der vorliegenden Hypertonie) findet, scheint zur Down-Regulation von Nephrin zu führen [129]. Als Grund dafür wurden von Toyoda *et al.* [127] zwei Mechanismen vorgeschlagen: einerseits der strukturelle Umbau glomerulärer epithelialer Zellen, das heißt, die *phänotypische Veränderung* der Fußprozesse und der Filtrationsschlitze [142], der andere Mechanismus dagegen bezieht sich auf den *Untergang* von Podozyten [143]. Nach Toyoda *et al.* [127] und Doublier *et al.* [144] gilt diese inverse Korrelation zwischen Nephrin-Expression und der Entwicklung einer Proteinurie auch für die humane diabetische Nephropathie.

Auch dem Renin-Angiotensin-Aldosteron-System scheint hierbei zentrale Bedeutung zuzukommen. Angiotensin II gilt als einer der zentralen Mediatoren der Suppression von Nephrin und ist in der Lage, auch weitere Zytokin-Pathways wie TGF-β und Vascular Endothelial Growth Factor (VEGF) zu induzieren [129].

Der Vergleich der ZDL mit der ZDF-Gruppe hinsichtlich der Nephrin-Expression verdeutlicht die Suppression der Nephrin-Expression bei diabetischen Tieren (wenn auch auf nicht-signifikantem Niveau). Die Verabreichung einer Hochsalzdiät scheint ebenfalls podozytären Stress zu vermitteln und erniedrigt die Nephrin-Expression. Unter zusätzlicher Medikation mit Eplerenon und Hydralazin erscheint dieser negative Effekt sogar noch stärker ausgeprägt. Deutlich zeigten sich die Vorteile einer Medikation mit Eplerenon dagegen bei Tieren, welche nicht unter dem Einfluss der Hochsalzdiät standen: im Vergleich mit der ZDF-Gruppe wies die ZDF-E-Gruppe nahezu die doppelte Nephrin-Expression auf, wenngleich aufgrund des hohen Standardfehlers diese Differenz nicht auf signifikantem Niveau gezeigt werden konnte. Die ZDF-E-Gruppe übertraf in diesem Punkt sogar die nicht-diabetische ZDL-Kontrollgruppe (vgl. Gliederungspunkt 0).

Diskussion

Mit der Reduktion der Synthese-Leistung funktionell wichtiger glomerulärer Proteine kommt es (wie unter Schritt 3 erwähnt) zur Aufweitung der podozytären Ausläufer und einer reduzierten Filtrations-Effektivität mit dem Auftreten einer Proteinurie. Das Ausmaß der Proteinurie im Rahmen einer diabetischen Nephropathie korreliert mit der Progression der Glomerulosklerose und tubulointerstitiellen Fibrose [128]. Das Protein-Leck im Glomerulum induziert im tubulären Abschnitt der Henle-Schleife proinflammatorische und profibrotische Veränderungen der tubulären Zellen, welche die Entwicklung interstitieller Fibrose und tubulärer Atrophie triggern beziehungsweise beschleunigen können [128].

Das Ausmaß der Albuminurie im vorliegenden Versuch stellen sich wie folgt dar: während die nicht-diabetischen Tiere der ZDL und ZDL-S-Gruppe keine nennenswerte Albuminurie aufwiesen, zeigten sämtliche diabetischen Versuchsgruppen um bis zu knapp 200fach erhöhte Werte[74]. Hydralazin scheint die renale Funktion in dieser Hinsicht zu beeinträchtigen und bei diabetischen Tieren unter Hochsalzdiät einen glomerulären Schaden zu provozieren. Einen protektiven Effekt von Eplerenon konnten wir hinsichtlich der Albuminurie nicht aufzeigen.

Zusammenfassend konnte also für diabetische Tiere eine ausgeprägte Proteinurie über den Versuchszeitraum hinweg nachgewiesen werden, protektive Effekte für Eplerenon konnten nicht gezeigt werden. Eine diabetische Stoffwechsellage erniedrigte die Nephrinexpression, die Verabreichung einer Hochsalzdiät vermittelte weitere negative Effekte auf diesen Parameter. Der positive Effekt von Eplerenon in der ZDF-S-E-Gruppe bezüglich der Nephrinerhöhung konnte nicht auf signifikantem Niveau dargestellt werden.

Schritt 4: Im letzten Stadium der Entwicklung einer diabetischen Nephropathie erfolgt nach Wiggins *et al.* eine Reduktion der Podozytenzahl, welche nach der Podozyten-Depletions-Hypothese [151] eine Glomerulosklerose nach sich zieht. Es

---

[74] Bezieht sich auf den Vergleich der ZDF-H-S-Gruppe mit der ZDL-Gruppe.

Diskussion

kommt in diesem terminalen Stadium gravierenden funktionellen Einbußen, welcher sich unter anderem im Abfall der Kreatinin-Clearance manifestieren. Im Verlauf der Entwicklung einer Glomerulosklerose bei diabetischer Nephropathie kommt es zu einer Zunahme von PAS-positivem Material [181-183]. Nach Suzuki [156] erscheint die Anhäufung PAS-positiven Materials im Zusammenhang mit der Entwicklung einer diabetischen Nephropathie als ein weitgehend charakteristisches Kriterium, welches erlaubt, eine morphologische Differenzierung von Glomerulopathien anderer Genese vorzunehmen. So zeigten sich signifikante Unterschiede der relativen PAS-positiven glomerulären Fläche zwischen Patienten mit diabetischer Nephropathie und diffuser proliferativer Glomerulonephritis [156]. Der prozentuale Anteil PAS-positiven Materials an der glomerulären Fläche korreliert mit dem Serum-Kreatinin-Spiegel [157] sowie dem Grad der Proteinurie der Patienten [156].

Nach Gamble können anhand der PAS-Färbung glomeruläre Proteinablagerungen mit hoher Sensitivität detektiert werden, welche auch einem Vergleich mit Immunofluoreszenz- und elektronenmikroskopischen Methoden standhält [158]. Neben Mukopolysacchariden stellt sich auch Laminin, Fibronektin und Kollagen IV als PAS-positives Material dar [159]. Andresen *et al.* wiesen zudem darauf hin, dass (zumindest im Kontext der diabetischen Makroangiopathie) nicht nur davon auszugehen ist, dass die Koexistenz eines Diabetes mellitus im Rahmen des Metabolischen Syndroms die bekannten *arteriosklerotischen* Veränderungen beschleunigt [159]. Vielmehr stellten die Autoren die Hypothese auf, dass parallel zu diesem pathophysiologischen Mechanismus ein davon unabhängiges, spezifisches Geschehen zur diabetischen Angiopathie führen müsse. Unabhängig von *arteriosklerotischen* Veränderungen scheint die Ablagerung PAS-positiven Materials in den Gefäßen in enger Beziehung zu dieser bis dato unbekannten spezifischen Pathogenese der diabetischen Vaskulopathie zu stehen [159]. Erst in einem relativ späten Stadium der Nephropathie kommt es zu einem Synthese-Einbruch vieler Bestandteile der glomerulären Basalmembran und zu einem erhöhten Anfall PAS-positiven Materials [155].

Diskussion

Aufgrund der für vorliegende Arbeit erhobenen PAS-Daten gelang es, die glomerulosklerotischen Veränderungen bei *fa/fa*-Ratten im Vergleich zu den nichtdiabetischen Kontrollen nachzuweisen.

Im Gefolge der glomerulosklerotischen Veränderungen kommt es im Verlauf der Entwicklung einer diabetischen Nephropathie zu funktionellen Defiziten, wie etwa dem Abfall der Kreatinin-Clearance. Im vorliegenden Versuch war eine Messung dieses Parameters zum Zeitpunkt des Versuchsendes erfolgt.

Diabetische Tiere wiesen generell eine Tendenz zu reduzierter Kreatinin-Clearance zum Zeitpunkt der 24./25. Lebenswoche auf. Bei ZDL-Tieren zeigte sich unter Salzbelastung eine Reduktion der Clearance, bei ZDF-Tieren war im Vergleich mit der ZDF-S-Gruppe kein Effekt nachweisbar. Eplerenon scheint zum Zeitpunkt des Versuchsendes in der 24./25. Lebenswoche im Vergleich mit der ZDF-Gruppe, noch mehr aber in der zusätzlichen Kombination mit einer Hochsalzdiät die Kreatinin-Clearance der Tiere zu erhöhen. Die genannten Differenzen ließen sich nicht auf signifikantem Niveau darstellen (vgl. Gliederungspunkt 3.13.3).

Die Rolle der Salzbelastung wird deutlicher, betrachtet man isoliert die Kreatinin-Konzentrationen im Serum in der 24. Lebenswoche. Hier zeigte die ZDL-S-Gruppe ähnlich hohe Werte wie die ZDF-S- und ZDF-S-H-Gruppe. Eplerenon zeigte im Vergleich mit der ZDF-Gruppe einen neutralen Effekt, verringerte jedoch unter Hochsalzdiät (ZDF-E-S-Gruppe) die Kreatinin-Konzentration sogar unter den Wert von ZDL-Kontrolltieren (vgl. Gliederungspunkt 3.13.1). Bei der isolierten Betrachtung der renalen Kreatininausscheidung am Ende der Versuchsperiode in der 24. Lebenswoche scheint die Verabreichung einer Hochsalzdiät tendenziell die Kreatinin-Exkretion zu vermindern und eine Medikation mit Eplerenon positive Auswirkungen auf die Kreatinin-Ausscheidung im Urin zu vermitteln. Die Beobachtungen konnten nicht auf signifikantem Niveau dargestellt werden.

Um einen klinischen Eindruck der kardiopulmonalen Leistungsfähigkeit der Versuchstiere zu erhalten, erfolgte eine einmalige Konditionstestung in der 24. Lebenswoche auf einem speziellen Laufband (vgl. Gliederungspunkt 2.3.6).

Diskussion

Diabetische Tiere zeigten hier eine hochsignifikant niedrigere Leistungsfähigkeit im Vergleich mit den nicht-diabetischen Kontrollgruppen, bezüglich der verabreichten Hochsalzdiät und der Medikation mit Eplerenon ergaben sich keine zu objektivierenden Effekte (vgl. Gliederungspunkt 3.5).

Zusammenfassend wiesen diabetische Tiere am Ende der Versuchsperiode eine tendenziell erniedrigte Kreatinin-Clearance auf, Eplerenon schien insbesondere in Verbindung mit einer Hochsalzdiät diesen Effekt zu reduzieren. Möglicherweise befanden sich die Tiere in der 24. Lebenswoche jedoch noch in einem eher frühen Stadium der Entwicklung einer diabetischen Nephropathie, sodass es erst zu sehr geringen funktionellen Einbußen kam. Eine verlässliche Interpretation lässt sich auf Grundlage der vorliegenden Daten nicht vornehmen. In der PAS-Färbung konnte ein Unterschied zwischen diabetischen Tieren und Kontrollen – wenn auch auf nicht signifikantem Niveau – gezeigt werden. Die kardiopulmonale Leistungsfähigkeit der ZDF-Tiere war im Vergleich mit den nicht-diabetischen Kontrollen signifikant reduziert.

Auffällig erschien die weniger ausgeprägte Gewichtszunahme der mit Eplerenon behandelten Tiere (vgl. Gliederungspunkt 3.1.1). Diese erklärt sich möglicherweise durch eine reduzierte ödematöse Flüssigkeitsspeicherung unter dem Einfluss des Diuretikums Eplerenon. Diese Beobachtung bestätigte sich auch unter dem zusätzlichen Einfluss einer Hochsalzdiät. Als Störgröße sei an dieser Stelle auf die unterschiedlich ausgeprägte Muskelmasse der ZDL und ZDL-S-Tiere im Vergleich mit den übrigen Gruppen verwiesen. Trotz der anfänglich sehr raschen Gewichtszunahme der diabetischen Tiere holten im Laufe des Versuchszeitraums die nicht-diabetischen Kontrolltiere diesen Vorsprung wieder auf, was auf einen höheren Muskelanteil am Gesamtkörpergewicht und eine höhere Zielgröße (bzgl. der Tibia-Längen, vgl. Punkt 2.3.4) zurückgeführt werden kann. Bei einem erhöhten Anfall von Kreatinin aufgrund der erhöhten Muskelmasse ist in Betracht zu ziehen, dass die höhere Kreatinin-Ausscheidung der nicht-diabetischen Tiere nur zum Teil auf einer besseren Nierenfunktion dieser Tiere beruhen könnte.

Diskussion

4.2 Ergänzung: Hyporeninämischer Hyperaldosteronismus bei der ZDF-Ratte

Als zentrales Ziel des vorliegenden Projektes galt es, die Auswirkungen der Aldosteronblockade mittels Eplerenon an Typ 2-diabetischen ZDF-Ratten im Hinblick auf die Rolle des Renin-Angiotensin-Aldosteron-Systems sowie auf das Auftreten renaler Endorganschäden näher zu untersuchen.

Unabhängig von dieser speziellen Fragestellung stand ein Beitrag zum besseren Verständnis des ZDF-Tiermodells *an sich* im Fokus der vorliegenden Arbeit.

Voruntersuchungen der Arbeitsgruppe und eigene Daten verdeutlichen, dass bei der ZDF-Ratte ein hyporeninämischer Hyperaldosteronismus vorliegt (vgl. Punkte 3.6 und 3.7). Hier verbleibt zum gegenwärtigen Zeitpunkt die Frage, an welcher Lokalisation eine Triggerung der Aldosteronsynthese stattfindet. In der vorliegenden Arbeit wurde daher untersucht, ob in den Nebennieren Renin-produzierende Zellen existieren, welche sozusagen „vor Ort" die Aldosteronsynthese zu triggern im Stande sind ohne zu systemisch erhöhten Renin-Plasmaspiegeln zu führen. Diese Hypothese konnte im vorliegenden Versuch nicht bestätigt werden. Es war keine spezifische mRNA für Renin in der Nebenniere nachzuweisen während im als Positivkontrolle dienenden Nierengewebe reelle Konzentrationen gemessen werden konnten (vgl. Punkt 3.8).

Ehrhart-Bornstein *et al.* gelang es in diesem Zusammenhang in vitro nachzuweisen, dass endokrin aktive humane Fettzellen Sekretionsprodukte freisetzen, welche direkt die adrenokortikale Aldosteronproduktion zu stimulieren im Stande waren [184]. Möglicherweise kommt es auf diesem Wege zu einer Triggerung der adrenalen Aldosteron-Synthese aufgrund des Stimulus des bei *fa/fa*-Tieren erhöht vorliegenden viszeralen und subkutanen Fettgewebes. In diesem Zusammenhang sind weiterführende Untersuchungen unabdingbar.

Diskussion

4.3 Zusammenfassung

Die ZDF-Ratte ist ein Modell des humanen Diabetes mellitus Typ II. Bei zusätzlich vorliegender Hyperphagie, Adipositas und Hyperlipidämie gelten zentrale Charakteristika des Metabolischen Syndroms als erfüllt [11].

Im vorliegenden Versuch zeigten sich Hinweise auf eine Salzsensitivität des Blutdrucks bei ZDF-Ratten. Diabetische Tiere unter Salz-Diät zeigen einen (wenn auch nicht signifikant) ausgeprägteren Blutdruckanstieg als die entsprechende Kontrollgruppe, Eplerenon ist tendenziell in der Lage, diesen Effekt zu reduzieren.

Es gelang in vorliegendem Versuch, wesentliche Entwicklungsschritte der diabetischen Nephropathie am verwendeten Tiermodell nachzuvollziehen.

Diabetische ZDF-Ratten wiesen im Vergleich zu Kontrolltieren eine signifikant erhöhte glomeruläre Fläche auf, was durch eine Hochsalzdiät noch weiter verstärkt wurde.

Bezüglich der Marker Desmin, PCNA und α –sma konnten Schädigungen bei vorliegendem Diabetes mellitus im Vergleich zu den jeweiligen Kontrollgruppen nachgewiesen werden, die Medikation mit Eplerenon zeigte keine positiven Effekte. Zumindest bezüglich PCNA und α –sma konnten negative Einflüsse der Hochsalzdiät belegt werden.

Für diabetische Tiere konnte eine ausgeprägte Proteinurie über den Versuchszeitraum hinweg nachgewiesen werden, protektive Effekte für Eplerenon waren nicht feststellbar. Eine diabetische Stoffwechsellage erniedrigte die Nephrinexpression, die Verabreichung einer Hochsalzdiät vermittelte weitere negative Effekte auf diesen Parameter. Der positive Effekt von Eplerenon in der ZDF-S-E-Gruppe bezüglich der Nephrinerhöhung konnte nicht auf signifikantem Niveau dargestellt werden.

In der PAS-Färbung konnte ein Unterschied zwischen diabetischen Tieren und Kontrollen – wenn auch nicht auf signifikantem Niveau – gezeigt werden.

Diskussion

Signifikante Unterschiede der Gruppen bezüglich der Kreatinin-Clearance zum Zeitpunkt des Versuchsendes konnten nicht nachgewiesen werden. Tendenziell wiesen diabetische Tiere zum Zeitpunkt des Versuchsendes eine verminderte Kreatinin-Clearance auf, Eplerenon schien insbesondere in Verbindung mit einer Hochsalzdiät diesen Effekt zu reduzieren. Aufgrund der nur geringen funktionellen Einbußen (z.B. nur minimale Reduktion der Kreatinin-Clearance) scheint das Spätstadium der diabetischen Nephropathie nicht im Vollbild erreicht worden zu sein.

In vorliegendem Versuch konnte die Hypothese widerlegt werden, dass in der Nebenniere eine lokale Renin-Produktion als Trigger für den beim ZDF-Ratten-Modell vorliegenden hyporeninämischen Hyperaldosteronismus existiert.

4.4 Ausblick

Gerade die letzte in der Diskussion angesprochene Frage, nämlich an welcher Stelle der hyporeninämische Hyperaldosterismus der ZDF-Ratten grundgelegt sei, verbleibt weiterhin offen.

Diabetische Versuchstiere zeigten im Vergleich zu den Kontrolltieren eine signifikant erhöhte Aldosteronausscheidung im Urin (vgl. Gliederungspunkt 3.7), was einen verminderten hepatischen oder renalen Abbau [185, 186] dieses Mineralokortikoids bei ZDF- im Vergleich zu ZDL-Ratten unwahrscheinlich erscheinen lässt.

Zum derzeitigen Zeitpunkt kann nur vermutet werden, dass (selbst ohne den Trigger von Renin) möglicherweise das arterielle Endothel, das Fettgewebe (viszeral oder subkutan) oder Organe wie die Lunge, Leber etc. in der Lage sind, direkt Aldosteron zu produzieren und in einem systemisch wirksamen Rahmen zu sezernieren bzw. Sekretionsprodukte freizusetzen, welche die adrenokortikale Aldosteronproduktion triggern.

Viele der Eplerenon-vermittelten Effekte konnten in der vorliegenden Arbeit leider nur als Trends und klinische Eindrücke geschildert werden, was die Frage nahelegt, ob

Diskussion

sich in einem größeren Rahmen mit erhöhter Anzahl n der im Versuch befindlichen Tiere manche der Aussagen auf signifikantem Niveau verifizieren lassen.

In statistischer Hinsicht ergab sich aus der Anzahl der insgesamt 7 Versuchsgruppen das Problem, dass die Korrektur für multiples Testen sich auch auf viele nicht sinnvoll vergleichbare Gruppen-Kombinationen erstreckte, weswegen an einigen Stellen ergänzend nach vorliegender positiver ANOVA-Testung direkte Vergleiche mittels t-Test hinzugezogen wurden.

Eplerenon scheint aufgrund der in vorliegendem Versuch gewonnen Daten im Hinblick auf die kardiovaskuläre Leistungsfähigkeit sowie der Entwicklung einer diabetischen Nephropathie eher keine positiven Effekte zu vermitteln. Weitere Tierversuche mit einem verlängerten Beobachtungszeitraum bis zur Vollmanifestation der diabetischen Nephropathie (mit den entsprechenden funktionellen Einbußen wie reduzierter Kreatinin-Clearance etc.) sollten mögliche renoprotektive Effekte einer medikamentösen Aldosteronblockade mit Eplerenon eventuell deutlicher zeigen.

Diskussion

5 Anhang

5.1 Geräte, Hilfsmittel und Verbrauchsmaterial

Puffer

TBE-Puffer: 500 mM Tris/HCl
500 mM Borsäure
20 mM EDTA
pH mit HCl auf 8,2 einstellen

Geräte und Verbrauchsmaterial

Biofuge fresco	Heraeus Instruments, Hanau
Blockthermostat 1302	Haep Labor Consult, Bovenden
Combitips	Eppendorf, Hamburg
Elektrophoresekammer (horizontal)	Owe Separation Systems Inc., Portsmouth, USA
Elektrophorese-Rahmen (horizontal)	Keutz, Reiskirchen
Feinwaage Masterpro LA620S	Sartorius, Göttingen
Gefrierschränke -20° C	Liebherr, Rostock
Grobwaage	Sartorius, Göttingen
High Voltage Power Pack P30	Biometra, Göttingen
Homogenisator T25basic	IKA Labortechnik, Staufen
Inkubator 1000	Heidolph, Kelheim
Kamera	Kamera: Visitron Systems GmbH, Puchheim
Kamera Canon Power Shot A95 (Gelfotos)	
Kämme verschiedener Größe für Elektrophorese	Keutz, Reiskirchen
Magnetrührer Ikamag RCT basic	IKA Labortechnik, Staufen
Magnetrührer MR2000	Heidolph, Kelheim
Magnetrührer/Thermoplatte RETbasic	IKA Labortechnik, Staufen
Mikroskop	Leica DM RBE, Leica, Bensheim, mit Software: Meta Vue, Version 6.3 r3
Mikroskop Auswertung	
Mikrotiterplatte	Greiner, Frickenhausen
Ministößel	Fisher, Schwerte
Minizentrifuge	Poly Labor, Heidelberg
Multipette® plus	Eppendorf, Hamburg
pH-Meter	WTW, Weilheim

Anhang

Photometer Spectra	SLT Labinstruments, Crailsheim
Pipette	Gilson, Viliers-le-Bel, Frankreich
Pipettenspitzen	Gilson, Viliers-le-Bel, Frankreich
Pipetus-akku	Hirschmann, Eberstadt
Polypropylen-Röhrchen 15 ml, 50 ml	Greiner, Frickenhausen
Reaktionsgefäße Safe lock tubes 1,5 ml	Eppendorf, Hamburg
Reaktionsgefäße Safe lock tubes 2,0 ml	Eppendorf, Hamburg
Salz	Bad Reichenhaller Markensalz, Südsalz, München
Schüttler Duomax 1030	Heidolph, Kelheim
Serologische Einmalpipetten	Becton Dickinson, Heidelberg
ThermoBlock	Liebisch, Bielefeld
ThermoMixer	Eppendorf, Hamburg
UV-Kammer Gel Doc 2000	BioRad, München
Vortex-Apparatur Reax 2000	Heidolph, Kelheim
Whatman Filterpapier	Schleicher&Schüll, Dassel

Alle weiteren verwendeten Substanzen wurden im Text mit Herstellerangaben versehen.

5.2 Abkürzungen

AUC	Area under the Curve
Ct/C_T	Threshold Cycle
ELISA	Enzyme linked immunosorbent assay
Eple	Eplerenon
et al.	"et alii"
GFR	Glomeruläre Filtrationsrate
Hydra	Hydralazin
Makrolon®	Polycarbonat-Material von Bayer MaterialScience
MW	Mittelwert
n	Anzahl der im Versuch verwendeten Tiere
PRA	Plasma-Renin-Aktivität
RAAS	Renin-Angiotensin-Aldosteron-System
RBF	Renaler Blutfluss
RIA	radioaktiver Immunoassay
RR	Blutdruck nach Riva Rocci
RTD-PCR	Real-time-Detection-PCR
SD	Standardabweichung ("standard deviation")
SEM	Standardfehler ("standard error of the mean")
WHO	Weltgesundheitsorganisation ("World's Health Organization")

Anhang

5.3 Literaturverzeichnis

1. Blüher, M. and M. Stumvoll, *Das metabolische Syndrom - Mythen, Mechanismen, Management.* Dtsch Med Wochenschr, 2006. **131**: p. 1167-1172.

2. Ford, E.S. and W.H. Giles, *A comparison of the prevalence of the metabolic syndrome using two proposed definitions.* Diabetes Care, 2003. **26**(3): p. 575-81.

3. International Diabetes Federation, *Backgrounder 3: Metabolic Syndrome - Driving the cvd Epidemic* (www.idf.org 22.03.2009).

4. Wild, S., et al., *Global prevalence of diabetes: estimates for the year 2000 and projections for 2030.* Diabetes Care, 2004. **27**(5): p. 1047-53.

5. Weltgesundheitsorganisation WHO, http://www.who.int/diabetes/actionnow/lifethreatening/en/ (28.10.2007).

6. Narayan, K.M., et al., *Lifetime risk for diabetes mellitus in the United States.* JAMA, 2003. **290**(14): p. 1884-90.

7. Martinka, E., et al., *[Latent autoimmune (Type-1) diabetes mellitus in adults. Part. I. Serologic markers of autoimmune involvement of pancreatic beta-cells: GADA, ICA, IA-2 a IA-A].* Vnitr Lek, 1999. **45**(2): p. 97-102.

8. Lee, J.M., et al., *An epidemiologic profile of children with diabetes in the U.S.* Diabetes Care, 2006. **29**(2): p. 420-1.

9. Haffner, S.M., *Epidemiology of insulin resistance and its relation to coronary artery disease.* Am J Cardiol, 1999. **84**(1A): p. 11J-14J.

10. Grundy, S.M., et al., *Definition of metabolic syndrome: report of the National Heart, Lung, and Blood Institute/American Heart Association conference on scientific issues related to definition.* Arterioscler Thromb Vasc Biol, 2004. **24**(2): p. e13-8.

11. Grundy, S.M., et al., *Diagnosis and management of the metabolic syndrome: an American Heart Association/National Heart, Lung, and Blood Institute scientific statement.* Curr Opin Cardiol, 2006. **21**(1): p. 1-6.

12. Hanefeld, M., *Metabolisches Syndrom - Quo vadis et cui bono?* Dtsch Med Wochenschr, 2006. **131**: p. 236-239.

13. Haffner, S.M., et al., *Mortality from coronary heart disease in subjects with type 2 diabetes and in nondiabetic subjects with and without prior myocardial infarction.* N Engl J Med, 1998. **339**(4): p. 229-34.

14. Ritz, E., et al., *End-stage renal failure in type 2 diabetes: A medical catastrophe of worldwide dimensions.* Am J Kidney Dis, 1999. **34**(5): p. 795-808.

Anhang

15. Parving, H.H., *Blockade of the renin-angiotensin-aldosterone system and renal protection in diabetes mellitus.* J Renin Angiotensin Aldosterone Syst, 2000. **1**(1): p. 30-1.

16. Morcos, M., M. Zeier, and V. Schwenger, *Diabetische Nephropathie.* Dtsch Med Wochenschr 2007. **132**(1039-1042).

17. Ritz, E. and S.R. Orth, *Nephropathy in patients with type 2 diabetes mellitus.* N Engl J Med, 1999. **341**(15): p. 1127-33.

18. Agius, E., et al., *Familial factors in diabetic nephropathy: an offspring study.* Diabet Med, 2006. **23**(3): p. 331-4.

19. Lehmann, R. and E.D. Schleicher, *Molecular mechanism of diabetic nephropathy.* Clin Chim Acta, 2000. **297**(1-2): p. 135-44.

20. De Cosmo, S., et al., *Insulin resistance and the cluster of abnormalities related to the metabolic syndrome are associated with reduced glomerular filtration rate in patients with type 2 diabetes.* Diabetes Care, 2006. **29**(2): p. 432-4.

21. Earle, K.K., et al., *Variation in the progression of diabetic nephropathy according to racial origin.* Nephrol Dial Transplant, 2001. **16**(2): p. 286-90.

22. Boger, C.A., et al., *Effect of genetic variation on therapy with angiotensin converting enzyme inhibitors or angiotensin receptor blockers in dialysis patients.* Eur J Med Res, 2005. **10**(4): p. 161-8.

23. *Tight blood pressure control and risk of macrovascular and microvascular complications in type 2 diabetes: UKPDS 38. UK Prospective Diabetes Study Group.* BMJ, 1998. **317**(7160): p. 703-13.

24. Gillis, B., *[Apropos of the Kimmelstiel-Wilson syndrome. The decline of insulin requirements during diabetic nephropathy].* Journ Annu Diabetol Hotel Dieu, 1965. **6**: p. 227-34.

25. Bonventre, J.V. and T. Force, *Mitogen-activated protein kinases and transcriptional responses in renal injury and repair.* Curr Opin Nephrol Hypertens, 1998. **7**(4): p. 425-33.

26. Aaltonen, P., et al., *Changes in the expression of nephrin gene and protein in experimental diabetic nephropathy.* Lab Invest, 2001. **81**(9): p. 1185-90.

27. Nishi, S., et al., *Ultrastructural characteristics of diabetic nephropathy.* Med Electron Microsc, 2000. **33**(2): p. 65-73.

28. Ritz, E., *Diabetic nephropathy.* Saudi J Kidney Dis Transpl, 2006. **17**(4): p. 481-90.

29. Gilbert, R.E. and D.J. Kelly, *Nephropathy in type 2 diabetes: current therapeutic strategies.* Nephrology, 2001. **6**(6): p. 266-269.

30. Gilbert, R.E., D.J. Kelly, and R.C. Atkins, *Novel approaches to the treatment of progressive renal disease.* Curr Opin Pharmacol, 2001. **1**(2): p. 183-9.

Anhang

31. Ritz, E., *Heart and kidney: fatal twins?* Am J Med, 2006. **119**(5 Suppl 1): p. S31-9.

32. Badr, K.F. and I. Ichikawa, *Prerenal failure: a deleterious shift from renal compensation to decompensation.* N Engl J Med, 1988. **319**(10): p. 623-9.

33. Navar, L.G., P.D. Bell, and T.J. Burke, *Role of a macula densa feedback mechanism as a mediator of renal autoregulation.* Kidney Int Suppl, 1982. **12**: p. S157-64.

34. Vallotton, M.B., et al., *Mode of action of angiotensin II and vasopressin on their target cells.* Horm Res, 1990. **34**(3-4): p. 105-10.

35. Wong, P.C., et al., Trends Endocrinol Metab, 1992. **3**: p. 211-217.

36. Hallows, K.R., et al., *Regulation of epithelial Na+ transport by soluble adenylyl cyclase in kidney collecting duct cells.* J Biol Chem, 2009. **284**(9): p. 5774-83.

37. Brazy, P.C., W.W. Stead, and J.F. Fitzwilliam, *Progression of renal insufficiency: role of blood pressure.* Kidney Int, 1989. **35**(2): p. 670-4.

38. Zucchelli, P., et al., *Long-term comparison between captopril and nifedipine in the progression of renal insufficiency.* Kidney Int, 1992. **42**(2): p. 452-8.

39. Horina, J.H., *Renin-Angiotensin-Aldosteron-System, ACE-Hemmer und Nephroprotektion.* J Hyperton 1998. **2**(2): p. 16-18.

40. Engeli, S., et al., *Weight loss and the renin-angiotensin-aldosterone system.* Hypertension, 2005. **45**(3): p. 356-62.

41. Mujais, S.K., S. Kauffman, and A.I. Katz, *Angiotensin II binding sites in individual segments of the rat nephron.* J Clin Invest, 1986. **77**(1): p. 315-8.

42. Ichikawi, I. and R.C. Harris, *Angiotensin actions in the kidney: renewed insight into the old hormone.* Kidney Int, 1991. **40**(4): p. 583-96.

43. Kannel, W.B., et al., *The prognostic significance of proteinuria: the Framingham study.* Am Heart J, 1984. **108**(5): p. 1347-52.

44. Okada, M., et al., *Response of mesangial cells to low-density lipoprotein and angiotensin II in diabetic (OLETF) rats.* Kidney Int, 2002. **61**(1): p. 113-24.

45. Weerackody, R.P., et al., *Selective antagonism of the AT1 receptor inhibits the effect of angiotensin II on DNA and protein synthesis of rat proximal tubular cells.* Exp Nephrol, 1997. **5**(3): p. 253-62.

46. Wolf, G., et al., *Angiotensin II is mitogenic for cultured rat glomerular endothelial cells.* Hypertension, 1996. **27**(4): p. 897-905.

47. Wolf, G., et al., *ANG II is a mitogen for a murine cell line isolated from medullary thick ascending limb of Henle's loop.* Am J Physiol, 1995. **268**(5 Pt 2): p. F940-7.

Anhang

48. Wolf, G., U. Haberstroh, and E.G. Neilson, *Angiotensin II stimulates the proliferation and biosynthesis of type I collagen in cultured murine mesangial cells.* Am J Pathol, 1992. **140**(1): p. 95-107.

49. Ray, P.E., et al., *Angiotensin II receptor-mediated proliferation of cultured human fetal mesangial cells.* Kidney Int, 1991. **40**(4): p. 764-71.

50. Xiao, F., J.R. Puddefoot, and G.P. Vinson, *Aldosterone mediates angiotensin II-stimulated rat vascular smooth muscle cell proliferation.* J Endocrinol, 2000. **165**(2): p. 533-6.

51. Xiao, F., et al., *Mechanism for aldosterone potentiation of angiotensin II-stimulated rat arterial smooth muscle cell proliferation.* Hypertension, 2004. **44**(3): p. 340-5.

52. Brewster, U.C. and M.A. Perazella, *The renin-angiotensin-aldosterone system and the kidney: effects on kidney disease.* Am J Med, 2004. **116**(4): p. 263-72.

53. Brewster, U.C., J.F. Setaro, and M.A. Perazella, *The renin-angiotensin-aldosterone system: cardiorenal effects and implications for renal and cardiovascular disease states.* Am J Med Sci, 2003. **326**(1): p. 15-24.

54. Oikawa, T., et al., *Modulation of plasminogen activator inhibitor-1 in vivo: a new mechanism for the anti-fibrotic effect of renin-angiotensin inhibition.* Kidney Int, 1997. **51**(1): p. 164-72.

55. Lewis, E.J., et al., *The effect of angiotensin-converting-enzyme inhibition on diabetic nephropathy. The Collaborative Study Group.* N Engl J Med, 1993. **329**(20): p. 1456-62.

56. Brenner, B.M., *AMGEN International Prize: the history and future of renoprotection.* Kidney Int, 2003. **64**(4): p. 1163-8.

57. Parving, H.H., et al., *The effect of irbesartan on the development of diabetic nephropathy in patients with type 2 diabetes.* N Engl J Med, 2001. **345**(12): p. 870-8.

58. Lewis, E.J., et al., *Renoprotective effect of the angiotensin-receptor antagonist irbesartan in patients with nephropathy due to type 2 diabetes.* N Engl J Med, 2001. **345**(12): p. 851-60.

59. Ambroisine, M.L., et al., *Aldosterone and anti-aldosterone effects in cardiovascular diseases and diabetic nephropathy.* Diabetes Metab, 2004. **30**(4): p. 311-8.

60. Pitt, B., *"Escape" of aldosterone production in patients with left ventricular dysfunction treated with an angiotensin converting enzyme inhibitor: implications for therapy.* Cardiovasc Drugs Ther, 1995. **9**(1): p. 145-9.

61. Sato, A. and T. Saruta, *Aldosterone breakthrough during angiotensin-converting enzyme inhibitor therapy.* Am J Hypertens, 2003. **16**(9 Pt 1): p. 781-8.

62. Sato, A., et al., *Effectiveness of aldosterone blockade in patients with diabetic nephropathy.* Hypertension, 2003. **41**(1): p. 64-8.

Anhang

63. Tang, W.H., et al., *Aldosterone receptor antagonists in the medical management of chronic heart failure.* Mayo Clin Proc, 2005. **80**(12): p. 1623-30.

64. Bauersachs, J. and G. Ertl, *[Aldosterone receptor blockade after acute myocardial infarction with heart failure].* Med Klin (Munich), 2006. **101**(6): p. 458-66.

65. Rachmani, R., et al., *The effect of spironolactone, cilazapril and their combination on albuminuria in patients with hypertension and diabetic nephropathy is independent of blood pressure reduction: a randomized controlled study.* Diabet Med, 2004. **21**(5): p. 471-5.

66. Epstein, M., et al., *Selective aldosterone blockade with eplerenone reduces albuminuria in patients with type 2 diabetes.* Clin J Am Soc Nephrol, 2006. **1**(5): p. 940-51.

67. Epstein, M., *Aldosterone receptor blockade and the role of eplerenone: evolving perspectives.* Nephrol Dial Transplant, 2003. **18**(10): p. 1984-92.

68. Tuomilehto, J., et al., *Urinary sodium excretion and cardiovascular mortality in Finland: a prospective study.* Lancet, 2001. **357**(9259): p. 848-51.

69. Strazzullo, P., et al., *Salt intake, stroke, and cardiovascular disease: meta-analysis of prospective studies.* BMJ, 2009. **339**: p. b4567.

70. Nagata, C., et al., *Sodium intake and risk of death from stroke in Japanese men and women.* Stroke, 2004. **35**(7): p. 1543-7.

71. Yamori, Y., et al., *Nutritional factors for stroke and major cardiovascular diseases: international epidemiological comparison of dietary prevention.* Health Rep, 1994. **6**(1): p. 22-7.

72. Schmieder, R.E., et al., *Dietary salt intake. A determinant of cardiac involvement in essential hypertension.* Circulation, 1988. **78**(4): p. 951-6.

73. Kupari, M., P. Koskinen, and J. Virolainen, *Correlates of left ventricular mass in a population sample aged 36 to 37 years. Focus on lifestyle and salt intake.* Circulation, 1994. **89**(3): p. 1041-50.

74. du Cailar, G., et al., *Dietary sodium and pulse pressure in normotensive and essential hypertensive subjects.* J Hypertens, 2004. **22**(4): p. 697-703.

75. du Cailar, G., J. Ribstein, and A. Mimran, *Dietary sodium and target organ damage in essential hypertension.* Am J Hypertens, 2002. **15**(3): p. 222-9.

76. Mallamaci, F., et al., *Does high salt intake cause hyperfiltration in patients with essential hypertension?* J Hum Hypertens, 1996. **10**(3): p. 157-61.

77. Verhave, J.C., et al., *Sodium intake affects urinary albumin excretion especially in overweight subjects.* J Intern Med, 2004. **256**(4): p. 324-30.

78. Endemann, D.H., et al., *Eplerenone prevents salt-induced vascular remodeling and cardiac fibrosis in stroke-prone spontaneously hypertensive rats.* Hypertension, 2004. **43**(6): p. 1252-7.

79. Jennings, D.L., J.S. Kalus, and K.M. O'Dell, *Aldosterone receptor antagonism in heart failure.* Pharmacotherapy, 2005. **25**(8): p. 1126-33.

80. Martin-Fernandez, B., et al., *Structural, Functional and Molecular Alterations Produced by Aldosterone Plus Salt in Rat Heart: Association With Enhanced SGK-1 Expression.* J Cardiovasc Pharmacol.

81. Yagi, K., et al., *Characteristics of diabetes, blood pressure, and cardiac and renal complications in Otsuka Long-Evans Tokushima Fatty rats.* Hypertension, 1997. **29**(3): p. 728-35.

82. Griffen, S.C., J. Wang, and M.S. German, *A genetic defect in beta-cell gene expression segregates independently from the fa locus in the ZDF rat.* Diabetes, 2001. **50**(1): p. 63-8.

83. Coimbra, T.M., et al., *Early events leading to renal injury in obese Zucker (fatty) rats with type II diabetes.* Kidney Int, 2000. **57**(1): p. 167-82.

84. Kasiske, B.L., M.P. O'Donnell, and W.F. Keane, *The Zucker rat model of obesity, insulin resistance, hyperlipidemia, and renal injury.* Hypertension, 1992. **19**(1 Suppl): p. I110-5.

85. Schmitz, P.G., et al., *Renal injury in obese Zucker rats: glomerular hemodynamic alterations and effects of enalapril.* Am J Physiol, 1992. **263**(3 Pt 2): p. F496-502.

86. Pamidimukkala, J. and B.S. Jandhyala, *Effects of salt rich diet in the obese Zucker rats: studies on renal function during isotonic volume expansion.* Clin Exp Hypertens, 2004. **26**(1): p. 55-67.

87. Fujiwara, K., et al., *Altered pressure-natriuresis in obese Zucker rats.* Hypertension, 1999. **33**(6): p. 1470-5.

88. Feldstein, C.A., *Salt intake, hypertension and diabetes mellitus.* J Hum Hypertens, 2002. **16 Suppl 1**: p. S48-51.

89. Tokuyama, Y., et al., *Evolution of beta-cell dysfunction in the male Zucker diabetic fatty rat.* Diabetes, 1995. **44**(12): p. 1447-57.

90. Shimabukuro, M., et al., *Fatty acid-induced beta cell apoptosis: a link between obesity and diabetes.* Proc Natl Acad Sci USA, 1998. **95**(5): p. 2498-502.

91. Shimabukuro, M., et al., *Lipoapoptosis in beta-cells of obese prediabetic fa/fa rats. Role of serine palmitoyltransferase overexpression.* J Biol Chem, 1998. **273**(49): p. 32487-90.

92. Etgen, G.J. and B.A. Oldham, *Profiling of Zucker diabetic fatty rats in their progression to the overt diabetic state.* Metabolism, 2000. **49**(5): p. 684-8.

Anhang

93. Shafrir, E., E. Ziv, and L. Mosthaf, *Nutritionally induced insulin resistance and receptor defect leading to beta-cell failure in animal models.* Ann N Y Acad Sci, 1999. **892**: p. 223-46.

94. Clark, J.B., C.J. Palmer, and W.N. Shaw, *The diabetic Zucker fatty rat.* Proc Soc Exp Biol Med, 1983. **173**(1): p. 68-75.

95. Phillips, M.S., et al., *Leptin receptor missense mutation in the fatty Zucker rat.* Nat Genet, 1996. **13**(1): p. 18-9.

96. Wolf, G. and F.N. Ziyadeh, *Leptin and renal fibrosis.* Contrib Nephrol, 2006. **151**: p. 175-83.

97. Zhang, Y., et al., *Positional cloning of the mouse obese gene and its human homologue.* Nature, 1994. **372**(6505): p. 425-32.

98. Schwartz, M.W., et al., *Identification of targets of leptin action in rat hypothalamus.* J Clin Invest, 1996. **98**(5): p. 1101-6.

99. Sinha, M.K., *Human leptin: the hormone of adipose tissue.* Eur J Endocrinol, 1997. **136**(5): p. 461-4.

100. Maffei, M., et al., *Leptin levels in human and rodent: measurement of plasma leptin and ob RNA in obese and weight-reduced subjects.* Nat Med, 1995. **1**(11): p. 1155-61.

101. Kava, R.A., M.R.C. Greenwood, and P.R. Johnson, *Zucker (fa/fa) rat.* in: ILAR Journal, New Rat Models of Obesity and Type II Diabetes, Vol. 32 (3), Institute for Laboratory Animal Research, The National Academies, Washington DC 1990.

102. Peterson, R.G., et al., *Zucker diabetic fatty as a model for non-insulin-dependent diabetes mellitus.* ILAR News, 1990. **32**: p. 16-19.

103. Ritz, E., *Salt--friend or foe?* Nephrol Dial Transplant, 2006. **21**(8): p. 2052-6.

104. Jeunemaitre, X., et al., *Efficacy and tolerance of spironolactone in essential hypertension.* Am J Cardiol, 1987. **60**(10): p. 820-5.

105. Klinke, R. and S. Silbernagel, *Lehrbuch der Physiologie, 4. korrigierte Ausgabe.* Thieme Verlag, Stuttgart, 2003.

106. Stanek, B., *Kardioprotektion durch selektive Aldosteronblockade.* J Kardiol 2005. **12** (7): p. 215-220.

107. Chatterjee, K., *Hydralazine in heart failure.* Herz, 1983. **8**(4): p. 187-98.

108. Chatterjee, K. and W.W. Parmley, *Vasodilator therapy for acute myocardial infarction and chronic congestive heart failure.* J Am Coll Cardiol, 1983. **1**(1): p. 133-53.

109. Plumb, D.C., *Veterinary Drug Handbook, PharmaVet Publishing, White Bear Lake (USA) 1999; 853 pp.*

Anhang

110. Bruckschlegel, G., et al., *Blockade of the renin-angiotensin system in cardiac pressure-overload hypertrophy in rats.* Hypertension, 1995. **25**(2): p. 250-9.

111. Fallon, M.T., *In: Laber-Laird K, Swindle MM and Flecknell PA. Handbook of Rodent and Rabbit Medicine.* Pergamon, Oxford 1996, pp. 1-38.

112. Barrow, M.V., *Modified intravenous injection technique in rats.* Lab Anim Care, 1968. **18**(5): p. 570-1.

113. Waynforth, H.B. and P.A. Flecknell, *Experimental and Surgical Technique in the Rat.* Academic Press, London 1992, pp. 1-67.

114. Shapira, J.F., I. Kircher, and R.J. Martin, *Indices of skeletal muscle growth in lean and obese Zucker rats.* J Nutr, 1980. **110**(7): p. 1313-8.

115. Cocchetto, D.M. and T.D. Bjornsson, *Methods for vascular access and collection of body fluids from the laboratory rat.* J Pharm Sci, 1983. **72**(5): p. 465-92.

116. Harvey, R.J. and M.G. Darlison, *Random-primed cDNA synthesis facilitates the isolation of multiple 5'-cDNA ends by RACE.* Nucleic Acids Res, 1991. **19**(14): p. 4002.

117. Saiki, R.K., et al., *Primer-directed enzymatic amplification of DNA with a thermostable DNA polymerase.* Science, 1988. **239**(4839): p. 487-91.

118. Higuchi, R., et al., *Simultaneous amplification and detection of specific DNA sequences.* Biotechnology (N Y), 1992. **10**(4): p. 413-7.

119. Zhang, X., L. Ding, and A.J. Sandford, *Selection of reference genes for gene expression studies in human neutrophils by real-time PCR.* BMC Mol Biol, 2005. **6**(1): p. 4.

120. *SYBR Green PCR Master Mix and RT-PCR Protocol, User Bulletin, Stand 04-2002,* S. 1-11 f, Applied Biosystems Inc., Foster City, USA, 2002.

121. Kwok, S. and R. Higuchi, *Avoiding false positives with PCR.* Nature, 1989. **339**(6221): p. 237-8.

122. Weisser, M., et al., *The use of housekeeping genes for real-time PCR-based quantification of fusion gene transcripts in acute myeloid leukemia.* Leukemia, 2004. **18**(9): p. 1551-3.

123. Fredersdorf, S., et al., *Increased aldosterone levels in a model of type 2 diabetes mellitus.* Exp Clin Endocrinol Diabetes, 2009. **117**(1): p. 15-20.

124. Katzung, B.Q. and A.J. Trevor, *Pharmacology: Examination and board Review, 7th Edition.* McGraw Hill, New York 2005.

125. Pschyrembel, *Klinisches Wörterbuch.* Walter de Gruyter, Berlin 2002.

126. Harvey, A.M. and R.L. Malvin, *Comparison of creatinine and inulin clearances in male and female rats.* Am J Physiol, 1965. **209**(4): p. 849-52.

127. Toyoda, M., et al., *Expression of human nephrin mRNA in diabetic nephropathy.* Nephrol Dial Transplant, 2004. **19**(2): p. 380-5.

128. Wolf, G. and F.N. Ziyadeh, *Cellular and molecular mechanisms of proteinuria in diabetic nephropathy.* Nephron Physiol, 2007. **106**(2): p. p26-31.

129. Wolf, G., S. Chen, and F.N. Ziyadeh, *From the periphery of the glomerular capillary wall toward the center of disease: podocyte injury comes of age in diabetic nephropathy.* Diabetes, 2005. **54**(6): p. 1626-34.

130. Gabbiani, G., *The biology of the myofibroblast.* Kidney Int, 1992. **41**(3): p. 530-2.

131. Schmitt-Graff, A., A. Desmouliere, and G. Gabbiani, *Heterogeneity of myofibroblast phenotypic features: an example of fibroblastic cell plasticity.* Virchows Arch, 1994. **425**(1): p. 3-24.

132. Essawy, M., et al., *Myofibroblasts and the progression of diabetic nephropathy.* Nephrol Dial Transplant, 1997. **12**(1): p. 43-50.

133. Grupp, C., et al., *A novel model to study renal myofibroblast formation in vitro.* Kidney Int, 2001. **59**(2): p. 543-53.

134. Bader, R., et al., *Structure and function of the kidney in diabetic glomerulosclerosis. Correlations between morphological and functional parameters.* Pathol Res Pract, 1980. **167**(2-4): p. 204-16.

135. Rocco, M.V., et al., *Elevated glucose stimulates TGF-beta gene expression and bioactivity in proximal tubule.* Kidney Int, 1992. **41**(1): p. 107-14.

136. Yamamoto, T., et al., *Expression of transforming growth factor beta is elevated in human and experimental diabetic nephropathy.* Proc Natl Acad Sci U S A, 1993. **90**(5): p. 1814-8.

137. Johnson, R.J., et al., *Expression of smooth muscle cell phenotype by rat mesangial cells in immune complex nephritis. Alpha-smooth muscle actin is a marker of mesangial cell proliferation.* J Clin Invest, 1991. **87**(3): p. 847-58.

138. Zhang, G., P.J. Moorhead, and A.M. el Nahas, *Myofibroblasts and the progression of experimental glomerulonephritis.* Exp Nephrol, 1995. **3**(5): p. 308-18.

139. Ruotsalainen, V., et al., *Nephrin is specifically located at the slit diaphragm of glomerular podocytes.* Proc Natl Acad Sci U S A, 1999. **96**(14): p. 7962-7.

140. Kelly, D.J., et al., *Expression of the slit-diaphragm protein, nephrin, in experimental diabetic nephropathy: differing effects of anti-proteinuric therapies.* Nephrol Dial Transplant, 2002. **17**(7): p. 1327-32.

141. Welsh, G.I. and M.A. Saleem, *Nephrin-signature molecule of the glomerular podocyte?* J Pathol. **220**(3): p. 328-37.

142. Bjorn, S.F., et al., *Glomerular epithelial foot processes and filtration slits in IDDM patients.* Diabetologia, 1995. **38**(10): p. 1197-204.

Anhang

143. Pagtalunan, M.E., et al., *Podocyte loss and progressive glomerular injury in type II diabetes.* J Clin Invest, 1997. **99**(2): p. 342-8.

144. Doublier, S., et al., *Nephrin expression is reduced in human diabetic nephropathy: evidence for a distinct role for glycated albumin and angiotensin II.* Diabetes, 2003. **52**(4): p. 1023-30.

145. Bortz, J., *Statistik für Human- und Sozialwissenschaftler.* 6. Auflage, Springer Medizin Verlag, Heidelberg 2005.

146. Hiromura, K., et al., *Podocyte expression of the CDK-inhibitor p57 during development and disease.* Kidney Int, 2001. **60**(6): p. 2235-46.

147. Essers, J., et al., *Nuclear dynamics of PCNA in DNA replication and repair.* Mol Cell Biol, 2005. **25**(21): p. 9350-9.

148. Schulte, E.A., H. Saleh, and E. Schlatter, *Diadenosine polyphosphates and atrial natriuretic peptide are antiproliferative in rat mesangial cells.* Cell Physiol Biochem, 2000. **10**(1-2): p. 57-64.

149. Buschhausen, L., et al., *Regulation of mesangial cell function by vasodilatory signaling molecules.* Cardiovasc Res, 2001. **51**(3): p. 463-9.

150. Leonardi, E., et al., *PCNA and Ki67 expression in breast carcinoma: correlations with clinical and biological variables.* J Clin Pathol, 1992. **45**(5): p. 416-9.

151. Wiggins, J.E., et al., *Podocyte hypertrophy, "adaptation," and "decompensation" associated with glomerular enlargement and glomerulosclerosis in the aging rat: prevention by calorie restriction.* J Am Soc Nephrol, 2005. **16**(10): p. 2953-66.

152. Fredersdorf, S., et al., *Vasopeptidase inhibition attenuates proteinuria and podocyte injury in Zucker diabetic fatty rats.* Naunyn Schmiedebergs Arch Pharmacol, 2007. **375**(2): p. 95-103.

153. Floege, J., et al., *Age-related glomerulosclerosis and interstitial fibrosis in Milan normotensive rats: a podocyte disease.* Kidney Int, 1997. **51**(1): p. 230-43.

154. Sasaki, T., et al., *Changes in glomerular epithelial cells induced by FGF2 and FGF2 neutralizing antibody in puromycin aminonucleoside nephropathy.* Kidney Int, 1997. **51**(1): p. 301-9.

155. Schleicher, E., A. Nerlich, and K.D. Gerbitz, *Pathobiochemical aspects of diabetic nephropathy.* Klin Wochenschr, 1988. **66**(18): p. 873-82.

156. Suzuki, D., *Measurement of the extracellular matrix in glomeruli from patients with diabetic nephropathy using an automatic image analyzer.* Nippon Jinzo Gakkai Shi, 1994. **36**(11): p. 1209-15.

157. Vleming, L.J., et al., *The glomerular deposition of PAS positive material correlates with renal function in human kidney diseases.* Clin Nephrol, 1997. **47**(3): p. 158-67.

158. Gamble, C.N., *Periodic acid-Schiff-light green stain to detect glomerular protein deposits by routine light microscopy.* Am J Clin Pathol, 1975. **63**(3): p. 310-7.

159. Andresen, J.L., L.M. Rasmussen, and T. Ledet, *Diabetic macroangiopathy and atherosclerosis.* Diabetes, 1996. **45 Suppl 3**: p. S91-4.

160. Hoshi, S., et al., *Podocyte injury promotes progressive nephropathy in zucker diabetic fatty rats.* Lab Invest, 2002. **82**(1): p. 25-35.

161. Bertani, T., V. Gambara, and G. Remuzzi, *Structural basis of diabetic nephropathy in microalbuminuric NIDDM patients: a light microscopy study.* Diabetologia, 1996. **39**(12): p. 1625-8.

162. Musso, C., et al., *Spectrum of renal diseases associated with extreme forms of insulin resistance.* Clin J Am Soc Nephrol, 2006. **1**(4): p. 616-22.

163. Fogo, A. and I. Ichikawa, *Evidence for a pathogenic linkage between glomerular hypertrophy and sclerosis.* Am J Kidney Dis, 1991. **17**(6): p. 666-9.

164. Fogo, A.B., *Glomerular hypertension, abnormal glomerular growth, and progression of renal diseases.* Kidney Int Suppl, 2000. **75**: p. S15-21.

165. Capetanaki, Y.G., J. Ngai, and E. Lazarides, *Characterization and regulation in the expression of a gene coding for the intermediate filament protein desmin.* Proc Natl Acad Sci U S A, 1984. **81**(22): p. 6909-13.

166. Milner, D.J., et al., *Disruption of muscle architecture and myocardial degeneration in mice lacking desmin.* J Cell Biol, 1996. **134**(5): p. 1255-70.

167. Huang, X., et al., *Protein kinase C-mediated desmin phosphorylation is related to myofibril disarray in cardiomyopathic hamster heart.* Exp Biol Med (Maywood), 2002. **227**(11): p. 1039-46.

168. Costa, M.L., et al., *Desmin: molecular interactions and putative functions of the muscle intermediate filament protein.* Braz J Med Biol Res, 2004. **37**(12): p. 1819-30.

169. Floege, J., et al., *Markers of complement-dependent and complement-independent glomerular visceral epithelial cell injury in vivo. Expression of antiadhesive proteins and cytoskeletal changes.* Lab Invest, 1992. **67**(4): p. 486-97.

170. Miyachi, K., M.J. Fritzler, and E.M. Tan, *Autoantibody to a nuclear antigen in proliferating cells.* J Immunol, 1978. **121**(6): p. 2228-34.

171. Zhang, G., et al., *Studies on the interactions between human replication factor C and human proliferating cell nuclear antigen.* Proc Natl Acad Sci U S A, 1999. **96**(5): p. 1869-74.

172. Matsumoto, K., et al., *Molecular cloning of cDNA coding for rat proliferating cell nuclear antigen (PCNA)/cyclin.* EMBO J, 1987. **6**(3): p. 637-42.

173. Bowman, G.D., M. O'Donnell, and J. Kuriyan, *Structural analysis of a eukaryotic sliding DNA clamp-clamp loader complex.* Nature, 2004. **429**(6993): p. 724-30.

Anhang

174. Kurki, P., et al., *Expression of proliferating cell nuclear antigen (PCNA)/cyclin during the cell cycle.* Exp Cell Res, 1986. **166**(1): p. 209-19.

175. Hall, P.A., et al., *Proliferating cell nuclear antigen (PCNA) immunolocalization in paraffin sections: an index of cell proliferation with evidence of deregulated expression in some neoplasms.* J Pathol, 1990. **162**(4): p. 285-94.

176. Nagata, M., Y. Shu, and S. Tomari, *Role of cell cycle molecules in the pathophysiology of glomerular epithelial cells.* Microsc Res Tech, 2002. **57**(4): p. 203-7.

177. Gambaro, G., et al., *Mesangial cell proliferation in long-term streptozotocin-induced diabetes mellitus in the rat and the renoprotective activity of heparin.* Am J Nephrol, 1999. **19**(4): p. 530-4.

178. Young, B.A., et al., *Cellular events in the evolution of experimental diabetic nephropathy.* Kidney Int, 1995. **47**(3): p. 935-44.

179. Nakamura, T., et al., *Messenger RNA expression for growth factors in glomeruli from focal glomerular sclerosis.* Clin Immunol Immunopathol, 1993. **66**(1): p. 33-42.

180. Benigni, A., et al., *Selective impairment of gene expression and assembly of nephrin in human diabetic nephropathy.* Kidney Int, 2004. **65**(6): p. 2193-200.

181. Olivetti, G., et al., *Morphometry of the renal corpuscle during postnatal growth and compensatory hypertrophy.* Kidney Int, 1980. **17**(4): p. 438-54.

182. Kaplan, C., et al., *Age-related incidence of sclerotic glomeruli in human kidneys.* Am J Pathol, 1975. **80**(2): p. 227-34.

183. Brandis, A., et al., *Age-dependent glomerulosclerosis and proteinuria occurring in rats of the Milan normotensive strain and not in rats of the Milan hypertensive strain.* Lab Invest, 1986. **55**(2): p. 234-43.

184. Ehrhart-Bornstein, M., et al., *Human adipocytes secrete mineralocorticoid-releasing factors.* Proc Natl Acad Sci U S A, 2003. **100**(24): p. 14211-6.

185. Vecsei, P., et al., *Secretion and turnover of aldosterone in various pathological states.* Clin Sci, 1969. **36**(2): p. 241-56.

186. Luetscher, J.A., et al., *Conjugation of 1,2-3H-Aldosterone in human liver and kidneys and renal extraction of aldosterone and labeled conjugates from blood plasma* J Clin Endocrinol Metab, 1965. **25**: p. 628-38.

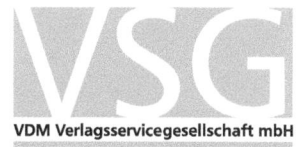

Die VDM Verlagsservicegesellschaft sucht für wissenschaftliche Verlage abgeschlossene und herausragende

Dissertationen, Habilitationen, Diplomarbeiten, Master Theses, Magisterarbeiten usw.

für die kostenlose Publikation als Fachbuch.

Sie verfügen über eine Arbeit, die hohen inhaltlichen und formalen Ansprüchen genügt, und haben Interesse an einer honorarvergüteten Publikation?

Dann senden Sie bitte erste Informationen über sich und Ihre Arbeit per Email an *info@vdm-vsg.de*.

Sie erhalten kurzfristig unser Feedback!

VDM Verlagsservicegesellschaft mbH
Dudweiler Landstr. 99
D - 66123 Saarbrücken

Telefon +49 681 3720 174
Fax +49 681 3720 1749

www.vdm-vsg.de

Die VDM Verlagsservicegesellschaft mbH vertritt

 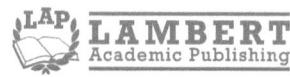 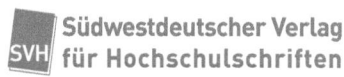

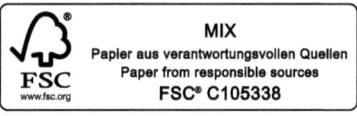

Printed by Books on Demand GmbH, Norderstedt / Germany